Das Curriculum für den Lernstandort Praxis

Autorinnen und Autoren
Dirk Blotenberg M. A., Schulleiter
Ralf Brüggemann, Lehrkraft für Pflege
Renate Igili, Diplom-Pflegepädagogin (FH)
Martina Kampe, Diplom-Pflegepädagogin (FH)
Anke Marks, Lehrkraft für Pflege
Anke Mundtkowski, Diplom-Pflegepädagogin (FH)
Carolin Schrage, Diplom-Pflegepädagogin (FH)
Rüdiger Seifert, Diplom-Pflegepädagoge (FH)
Dorothee Spürk M. A., Diplom-Pflegepädagogin (FH), Schulleiterin
Frank Stucke, Cand. Dipl. Pflegelehrer
Christof Wohkittel, Diplom-Pflegepädagoge (FH)

Wissenschaftliche Begleitung
Birgit Panke-Kochinke, Privatdozentin Dr. phil. habil.

Kooperationsverbund niedersächsischer
Krankenpflegeschulen (Hrsg.)

Das Curriculum für den Lernstandort Praxis

Lern- und Arbeitsaufgaben als reflexionsfördernde Instrumente des Theorie-Praxis-Transfers

Mabuse-Verlag
Frankfurt am Main

Bibliografische Information der Deutschen Nationalbibliothek

Die Deutsche Nationalbibliothek verzeichnet diese Publikation in der Deutschen Nationalbibliografie; detaillierte bibliografische Angaben sind im Internet unter http://dnb.d-nb.de abrufbar.

Informationen zu unserem gesamten Programm, unseren AutorInnen und zum Verlag finden Sie unter: www.mabuse-verlag.de.

Wenn Sie unseren Newsletter zu aktuellen Neuerscheinungen und anderen Neuigkeiten abonnieren möchten, schicken Sie einfach eine E-Mail mit dem Vermerk „Newsletter" an: online@mabuse-verlag.de.

3. Auflage 2020

Kasseler Str. 1a
60486 Frankfurt am Main
Tel.: 069 – 70 79 96-22
Fax: 069 – 70 41 52
vertrieb@mabuse-verlag.de
www.mabuse-verlag.de
www.facebook.com/mabuseverlag

Umschlagabbildung: Thomas Büchler/pushpinstudio
Umschlaggestaltung: Alex Feuerherdt
Druck: Stückle Druck und Verlag, Ettenheim
ISBN: 978-3-940529-64-0
Printed in Germany

Inhalt

Geleitwort

Die hier vorliegende innovative, modularisierte Form des Curriculums ist für den Lernstandort Praxis aus der Sicht der Pflege- und Krankenhausdirektion ein großer Erfolg: Sie verbessert die Lernortkooperation, sichert gezielt die „Vor-Ort-Betreuung“ der Auszubildenden auf den Stationen und führt automatisch zum Diskurs über die Anwendung von Wissen und Können in der konkreten Pflegesituation. Sie besticht durch Praxisnähe und Praxisrelevanz. Das ist sicherlich der Verdienst und der Mehrwert der Praxis, die maßgeblich an der Entwicklung des Curriculums mitgewirkt hat.

Die Lern- und Arbeitsaufgaben, die im Zentrum des Curriculums stehen, vermitteln zwischen schulischem Wissen und praktischer Erfahrung. Sie helfen, pflegerische Handlungen zu strukturieren, zu kommunizieren und zu reflektieren. Das sind „die“ entscheidenden Handlungskompetenzen in der Pflege. Daher ist das Curriculum eine Bereicherung im Sinne der kontinuierlichen Verbesserung der Ausbildungs- und Pflegequalität und ein gutes Instrument der Personalentwicklung. Auszubildende, Lehrende, Anleitende, Pflegende erhalten ein handhabbares, flexibles Instrument zur Erhaltung und Erweiterung fachlicher und pädagogischer Kompetenzen. Neues Pflegewissen lässt sich problemlos integrieren. In der Erprobungsphase haben wir das facettenreiche Reflexions-, Diskurs- und Vermittlungspotenzial der modularisierten Lern- und Arbeitsaufgaben erfahren können. Sie öffnen den Blick für situative Praxisanleitungen sowie erfahrungsorientiertes Lernen. Der Umgang mit den flexibel einsetzbaren Lern- und Arbeitsaufgaben erfordert und fördert die Expertise der in der Pflege und Ausbildung professionell Handelnden. Last but not least hat das Konzept eine Vermittlungsfunktion zwischen Aus-, Fort-, und Weiterbildung. Es zeigt Bedarfe auf und könnte darüber hinaus als Ausgangsbasis für die Entwicklung von e-learning-gestützten Lernszenarien dienen.

Eines, das wissen auch wir, kann ein Curriculum für den Lernstandort Praxis nicht: Die strukturellen Bedingungen des Gesundheitssystems verbessern. Aber es kann helfen, in diesem System positive Lernerfahrungen zu ermöglichen und im Rahmen dessen zur beruflichen und persönlichen Selbstbildung (Empowerment) beizutragen. Dieses wiederum verbessert den Behandlungsprozess und die Behandlungsqualität der Patienten. Zudem kann es die Behandelnden/Pflegenden vor einem Burn-out schützen.

Insofern gilt für dieses Curriculum dieselbe Maxime wie für das Curriculum für den Lernstandort Schule: Es ist eine große Idee, es erfordert viel Mut und es ist im Ganzen mehr als die Summe seiner Teile.

Wir wünschen den Autoren zahlreiche Rückmeldungen und allen Anwendern, dass viele gute Erfahrungen erlebbar werden.

Günter Laaken
Krankenhausdirektor
AMEOS Klinikum Osnabrück

Dieter Salewski
Pflegedirektor
KRH Psychiatrie Wunstorf

Vorwort

Ein wissenschaftlich fundiertes, nachhaltig tragfähiges und praktikables Curriculum für die beiden Lernstandorte Theorie und Praxis, das den Anforderungen des Krankenpflegegesetzes in angemessener Form nachkommen konnte – das war die Vision, die uns im Jahre 2004 leitete.

Diese Vision – und das ist jetzt nach sechs Jahren Entwicklung und Evaluation im Nachhinein wirklich bemerkenswert – konnte in weiten Teilen umgesetzt werden. Bereits im Jahre 2006 erschien das Curriculum für den Lernstandort Schule, das erste Ideen für die Konstruktion eines Curriculums für den Lernstandort Praxis enthielt. Als wir dann im Jahre 2006 mit der qualitativen Evaluation unseres schulischen Curriculums begannen, wurde erkennbar, dass unsere leitende Auswertungsfrage nach dem Erwerb beruflicher Handlungskompetenz auch eine Reihe von Ergebnissen hervorbrachte, die wichtig waren, um das Curriculum für den Lernstandort Praxis auf eine neue, empirisch begründete Grundlage zu stellen.

Ein weiterer Entwicklungsschritt auf dem Wege der Curriculumentwicklung ist die neue Umsetzung der Anforderungen (aus dem Krankenpflegegesetz und der Ausbildungs- und Prüfungsordnung) in einer kombinierten schriftlichen und praktischen Prüfung. Mit Unterstützung der Landesschulbehörde in Braunschweig ist es uns gelungen, die Prüfungsmodalitäten dem problem- und handlungsorientierten Lernfeldkonzept so anzupassen, dass die Auszubildenden jetzt auch wirklich zeigen können, welchen Grad von beruflicher Handlungskompetenz sie in ihrer Ausbildung erworben haben.

Die Erfahrungen, die wir als Lehrerteams zweier Gesundheits- und Krankenpflegeschulen während des Entwicklungsprozesses, der Implementierung und der darauf folgenden Evaluation machen durften, gehen über einen schlichten Erkenntnisgewinn weit hinaus. Lebenslanges Lernen durch den Erwerb und die Erweiterung beruflicher Handlungskompetenz beinhaltet auch für uns Lehrende, sich neuen Herausforderungen zu stellen, sie konstruktiv und kreativ in unser Lehren mit einzubeziehen.

Die offenen Diskussionen in den Teams, die kritische Selbstreflexion und die produktive Auseinandersetzung mit dem, was eigentlich Auszubildende wie lernen sollten, tragen bis heute dazu bei, den Prozess der Curriculumentwicklung lebendig und dynamisch zu gestalten.

Wem möchten wir danken?

Ein Curriculum für den Lernstandort Praxis zu entwickeln – das wurde in diesem Zusammenhang deutlich – konnte nur tragfähig sein, wenn es gemeinsam mit den Menschen entwickelt wurde, die in der praktischen Anleitung tätig sind. Ihre Akzeptanz und ihre Kompetenz waren eine notwendige Grundlage für eine gelingende Umsetzung. So haben denn auch eine Reihe von Praxisanleiterinnen und –anleitern an dem Curriculum mitgearbeitet. Stellvertretend für die Kollegen aus der Praxis, die sich engagiert an der Entwicklung beteiligten, sind Yvonne Schottstädt und Dieter Johanning zu nennen. Ein Dank gebührt ebenso unseren Schülerinnen und Schülern, die aktiv an den Entwicklungsschritten teilnahmen und durch ihre Reflektion viele Erkenntnisse weiterentwickelten. Auch bedanken wir uns bei Herrn Dr. Danzglock vom Niedersächsischen Kultusministerium und Herrn Dr. Kittelmann von der Landesschulbehörde in Braunschweig für ihr Interesse sowie die Unterstützung und Beratung.

Und letztendlich war es auch die Unterstützung durch die tragenden Einrichtungen der Krankenpflegeschule in Osnabrück (AMEOS Krankenhausgesellschaft Niedersachsen mbH) und der Gesundheits- und Krankenpflegeschule in Wunstorf (KRH Psychiatrie Wunstorf), die diese Meilensteinentwicklung in der Curriculumkonstruktion ermöglichten. Sie finanzierten die wissenschaftliche Begleitung. Sie ließen Raum für die Umsetzung. Dafür ebenfalls unseren Dank.

0. Einleitung

Wie lernen eigentlich Auszubildende am Lernstandort Praxis? Was lernen sie dort? Und wie kann man erreichen, dass sie auch didaktisch kontrollierbar das lernen, was sie benötigen, um die berufliche Handlungskompetenz zu erwerben, die sie erwerben sollen? Das sind Fragen, die man beantworten muss, wenn man ein Curriculum für die praktische Ausbildung in der Gesundheits- und Krankenpflege entwickeln will.

Die Erfassung der domänenspezifischen Aneignung von beruflicher Handlungskompetenz im Berufsfeld Pflege bildet so auch die Grundlage, um erkennen und entsprechend auch didaktisch begründet planen zu können, wie Auszubildende Lernprozesse im Rahmen der beruflichen Entwicklungslogik durchlaufen können und sollen.

In einer ersten Konstruktion des Praxiscurriculums (Kooperationsverbund, 2006) wurde bereits der Versuch unternommen, wesentliche Strukturprinzipien eines fachwissenschaftlich und entwicklungslogisch begründeten Strukturmodells für die praktische Ausbildung in der Gesundheits- und Krankenpflege zu entfalten. Es ist davon ausgegangen worden, dass der Kern beruflicher Handlungskompetenz und damit auch der Kern der Expertise in und auf der Vermittlung von Kenntnissen, Fertigkeiten und Fähigkeiten liegt, die es ermöglichen, in einer individuellen Pflegesituation sach- und fachgerecht so zu handeln, dass damit gleichzeitig ein ausgewogenes Verhältnis von menschlicher Nähe und professioneller Distanz gesichert ist. Diese Erkenntnis ist leitend geblieben. Es wurde des Weiteren davon ausgegangen, dass eine gute Grundlage von Vermittlung dieser Kompetenzen in dem empirisch begründeten Ansatz zur Erfassung einer beruflichen Entwicklungslogik von Patricia Benner (Benner, 1995) in der Ergänzung durch Rauner (Rauner, 2004; 2006a) kombiniert mit der von Dorothea Orem entwickelten Theorie des Selbstfürsorgedefizits (Orem, 1997) liegen würde. Diese Vorgabe hat sich als fehlerhaft erwiesen.

Ein Modell der Kompetenzentwicklung wurde formuliert, das der Logik vom Einfachen zum Komplexen in der pflegerischen Beziehung folgte. Sie setzte im ersten Jahr der Ausbildung an der ersten Kontaktaufnahme zwischen Patient/Klient und auszubildendem Pflegenden an und begleitete dann in der theoretischen Grundlegung diese pflegerische Beziehung spiralförmig und eindimensional zunächst einmal durch einen „normalen" Krankheits- und Gesundungsprozess, indem sie auf lebenszyklische Unterschiede einging. In einem zweiten Schritt wendete sie sich bestimmten Verlaufsbildern von Krankheits- und Gesundheitszuständen zu (z.B. chronische Krankheiten) und fragte dabei nach der Spezifik der pflegerischen Beziehung unter diesem Aspekt. In einem dritten Durchgang nahm sie einen leichten Perspektivenwechsel vor. Von dem fokussierten Blick auf den Patienten/Klienten griff sie unter einer vertiefenden Perspektive die Beziehungsstruktur zwischen Pflegenden und Patient/Klient auf und entwickelte Leitlinien für das weitgehend unerforschte Handlungspotential der Gesundheitsvorsorge und –fürsorge aus der Beraterperspektive als integralen Bestandteil des beruflichen Profils (Kooperationsverbund, 2006).

Das Problem dieser entwicklungslogisch begründeten Konstruktion bestand nun in der praktischen Umsetzung darin, dass am Lernstandort Praxis nicht die Bedingungen vorlagen, die ein Lernen in dieser Rang- und Reihenfolge überhaupt ermöglichen. Das hatte einen ersten Grund in den einrichtungsinternen räumlichen und arbeitsprozessorientierten Rahmenbedingungen, die für die Umsetzung der stationären und ambulanten Pflege gegeben sind.

Und es hatte einen zweiten Grund in der Erkenntnis, dass praktisches Pflegehandeln sich für anleitende Pflegende in weiten Strecken über ein tradiertes Handlungsmodell der Routinen definierte, das für die Auszubildenden im ersten Ausbildungsjahr eigentlich nur einen Lernschritt vorsah: Pflegetechniken sollen erlernt und so beherrscht werden, dass Auszubildende problemlos innerhalb der routinisierbaren Arbeitsabläufe eingesetzt werden können. Die Frage nach dem Lernpotential von unvorhersehbaren Handlungssituationen spielte in diesem internen Lernkonzept keine Rolle. Vermutlich waren auch implizite Regelungsmuster vorhanden, die Auszubildende in einem fortschreitenden Prozess der Erkenntnis in Richtung auf eine gesteigerte Handlungskompetenz förderten, sie waren aber auf den ersten Blick nicht erkennbar.

Im Rahmen der qualitativen Evaluation (Panke-Kochinke, 2007; 2008a; 2008b) wurde nun danach gefragt, wie und in welcher Form denn die berufliche Handlungskompetenz vor dem Hintergrund des Curriculums erworben wird. Erneut geriet die praktische Ausbildung und v. a. die Schnittstelle zwischen den beiden Lernstandorten Schule und Praxis in das Zentrum des Interesses. Es hatte sich gezeigt, dass über die bereits existierenden Lern- und Arbeitsaufgaben Aushandlungsprozesse der Auszubildenden und der in der Praxis Pflegenden in Gang gekommen waren. Sie beschäftigten sich auch mit der Frage, wie lernförderliche Bedingungen in einer praktischen Ausbildung ansetzen müssten, damit diese auch einen überprüfbaren Lernerfolg erkennen ließen. In den Lerntagebüchern war erkennbar geworden, dass und wie situativ angeleitet wird. Aus der Perspektive der Auszubildenden wurde eine entsprechende Einschätzung vorgenommen. Aus den Situationsschilderungen in den Lerntagebüchern sowie Gruppendiskussionen ließen sich Ansatzpunkte zur Erfassung impliziter Lernprozesse ausmachen. Selbstreflexion ermöglicht diesen Zugang.

Wenn man im Rahmen der Kompetenzforschung herausfinden wollte, wie denn genau eigentlich das schulische Wissen das praktische Können und umgekehrt beeinflussen, musste es auch um die Suche nach entsprechenden Parametern der Vermittlung gehen. Diese könnten, so die Vermutung, mögliche Einstiegsluken für den Erwerb einer solchen beruflichen Handlungskompetenz darstellen. Das Konstruktionsmodell der beruflichen Entwicklungslogik geriet vor diesem Hintergrund ins Wanken. **Eine Neubestimmung war notwendig geworden. Diese musste berücksichtigen, dass und wie der Lernprozess von Auszubildenden erfolgte, also**

- wie die Rahmenbedingungen die Ausformung der Arbeits- und Geschäftsprozesse prägten,
- wie Pflegende ihr Wissen vermittelbar machten bzw.
- wie es Auszubildenden gelang, dieses Wissen in ihre eigenen impliziten Wissensstrukturen einzubinden.

Auf der Grundlage der qualitativen Evaluation waren im Rahmen einer Art Nebeneffekt Antwortrichtungen gefunden worden. Zudem lagen neuere Untersuchungen vor, die über die Form der Vermittlung impliziten Wissens, das Lernen am Lernstandort Praxis Aufschluss erhoffen ließen.

Vor diesem veränderten Hintergrund musste die Frage der Konstruktion eines Praxiscurriculums neu gestellt werden. Wenn man voraussetzen konnte, dass eine Vielzahl von Lernprozessen weder erkennbar noch entsprechend von außen beeinflussbar waren – und das war die Voraussetzung für eine realistische Einschätzung der Situation – dann rückten in den Mittelpunkt des Curriculums die Erschließung der bereits vorhanden und die Konzeption neuer Lern- und Arbeitsaufgaben, denen unterstellt werden konnte, dass sie als Schwellen und damit Überprüfungsansätze für eine neue Kompetenz- und damit auch Entwicklungsstufe fungierten. Diese Lern- und Arbeitsaufgaben stellten auch eine zentrale Vermittlungsinstanz zwischen den Lernstandorten dar.

Was also ist unter diesen veränderten Bedingungen die Grundlage für die Entwicklung von Lern- und Arbeitsaufgaben in der Ausbildung für die Gesundheits- und Krankenpflege als tragende Säule der reflexiven Vermittlung von Wissen und Können? So lautete nun die Frage, die beantwortet werden musste.

Voraussetzung dafür war, herauszufinden, wie eigentlich Auszubildende im Berufsfeld Pflege am Lernstandort Praxis lernen und wie man sie so dabei unterstützen kann, dass sie es erfolgreich tun.
Welcher Entwicklungslogik des Lernens folgen sie? Wie gehen sie mit den Erfahrungen um, die sie in diesem Lernprozess machen? Was müssen sie wissen und wie integrieren sie die schulischen Wissensbestände? Und wie lässt sich dann erreichen, dass sie dieses Wissen nicht nur als „träges Wissen", sondern durchaus auch in der Umsetzung in die bereits vorhandenen impliziten Wissensstrukturen integrieren und zwar so, dass ihre berufliche Handlungskompetenz gefördert wird?

Diese Fragen implizierten auch eine Beschäftigung mit dem Prozess der Anleitung in pflegerischen Handlungssituationen. Die Ergebnisse der Evaluation ließen Ansatzpunkte dafür erkennen. Ein Konzept für die „situative Anleitung" wurde entwickelt, dass zumindest Grundlagen für diesen Aneignungsprozess auswies (Panke-Kochinke, 2009).

Der Kooperationsverbund niedersächsischer Gesundheits- und Krankenpflegeschulen hat nach einer mehr als fünfjährigen Planungs-, Umsetzungs- und Evaluationsphase nunmehr ein revidiertes Curriculum für den Lernstandort Praxis entwickelt. **Zentral dabei ist die Erkenntnis, dass sich kein Curriculum für diesen Lernstandort entwickeln lässt, das sich nicht auch damit auseinandersetzt, wie eigentlich die konkreten Bedingungen in der Praxis aussehen, unter denen Auszubildende lernen können. Das setzt auch voraus, dass man ein solches Curriculum gemeinsam mit den Menschen entwickelt, die in dieser Praxis arbeiten.** Man muss berücksichtigen, dass und wie Praxisanleiterinnen und Praxisanleiter ihren pädagogischen Auftrag verstehen. Man muss auch berücksichtigen, dass Auszubildende in der stationären und ambulanten Pflege nicht nur mit und durch diese Form der geplanten Anleitung lernen, sondern auch ganz alltagspraktisch durch das, was sie darüber hinaus noch in der jeweiligen Handlungssituation erleben, erfahren und umsetzen. Das Konzept der situativen Praxisanleitung erschließt einen Zugang dafür.

Die besonderen Bedingungen des Lernstandortes Praxis generieren eine Form des Lernens, die im Rahmen berufspädagogischer Grundlagen zu erfassen ist. Voraussetzung dafür ist eine Analyse der Lerninhalte, die sich an diesem Lernstandort überhaupt vermitteln lassen. Sie müssen in ihrem Bezugssystem zum schulischen Lernen erfasst werden. **Es ist die Frage zu beantworten, welche Lerngegenstände geeignet sind (Exemplarik), um eine Reflexion schulischen Wissens zu ermöglichen.** Es muss überprüfbar sein, wo und wie eine Integration dieses schulischen Wissens in die impliziten Wissensbestände der Auszubildenden erfolgt und was letztendlich dabei herauskommt. Lern- und Arbeitsaufgaben sind ein zentrales Mittel dafür. Die berufliche Entwicklungslogik definiert dabei in der Form eines Spiralcurriculums, wie sich dieser Lernprozess in einer auf drei Jahre angelegten Ausbildung logisch abbilden lässt. **Dieser Lernprozess folgt am Lernstandort Praxis einer anderen Entwicklungslogik als am Lernstandort Schule.** Das Prinzip vom Einfachen zum Komplexen ist grundlegend auch an diesem Lernstandort gültig[1]. Was allerdings als einfach oder komplex erfahren und reflektiert werden kann, unterscheidet sich. **Pflegerische Handlungssituationen als Lernprozessgrundlage sind immer komplex.** Es geht immer auch um kommunikative Aushandlungsprozesse, die sich nicht in ein schulisches Lernmuster integrieren lassen. Dem muss auf beiden Seiten der Ausbildung Rechnung getragen werden. Am Lernstandort Schule erfolgt aus diesem Grunde ein Lernen in und an problemhaltigen Lernsituationen. Sie bereiten auf diese Komplexität vor. Berufliche Entwicklungslogik orientiert sich so eher daran, welche Schlüsselqualifikationen man benötigt, um sich am Lernstandort Praxis so zurecht zu finden, dass man sich einen Zugang zu dieser Komplexität erarbeiten kann.

1 Damit bleiben im Prinzip die Regeln der Bennerschen von Rauner u. a. variierten Entwicklungslogik des Lernens erhalten, müssen allerdings den spezifischen Lernbedingungen des Lernstandortes angepasst werden.

1. Man muss zunächst lernen, sich zu orientieren, die angemessenen Fragen zu stellen und zu wissen, dass man nicht alle Probleme, denen man begegnet, auch lösen kann. Als eine besondere Fußangel und gleichzeitig Chance für Lernprozesse erweist sich dabei die Auseinandersetzung mit Teamstrukturen und die Konfrontation mit pflegebedürftigen Menschen. Hier gilt es zunächst, einfache Regeln der Kommunikation vor dem Hintergrund einer genauen Beobachtung und Wahrnehmung der eigenen Möglichkeiten im situativen Bedingungsfeld anzuwenden. Diese Erfahrungen setzen dann eine notwendige Labilisierung bereits vorhandener Wissens- und Erfahrungsbestände in Gang, wenn sie nicht automatisch in Anpassungsprozesse münden, sondern reflektierbar werden. Ein zentrales Instrument dafür sind offene Lerntagebücher. Sie ermöglichen die Formulierung von Erfahrungen der Des/Integration und Differenz. Der eigene Erfahrungs- und Erkenntnisprozess wird rekonstruierbar. Ein Reflexionsprozess wird angeregt.
2. Erst in einem zweiten Schritt ist es dann möglich, vor dem Hintergrund einer reflektierbaren Erfahrung herauszufinden, welche Möglichkeiten und Chancen der Entwicklung sich im Rahmen der eigenen Persönlichkeit erkennen lassen. Das genaue Wahrnehmen und Beobachten wird ergänzt durch die Anwendung von Instrumenten der Steuerung dieser Prozesse. Aufmerksamkeit und Achtsamkeit können in diesem eher selbst gesteuerten Prozess des Lernens weniger gezielt gefördert, als in ihren Konsequenzen begleitet und analysiert werden. Lern- und Arbeitsaufgaben stellen solche Analyseinstrumente zur Verfügung. Setzt man einmal voraus, dass parallel das schulische und praktische Erlernen von Techniken der Pflege erfolgt, also entsprechende Inhalte vermittelt und Handlungsmuster eingeübt werden, dann muss überprüfbar sein, inwieweit es dem Auszubildenden gelingt, in der Reflexion Handeln und Denken zusammen zu bringen. Pflegerische Techniken und kommunikative Aushandlungsprozesse in der Bezogenheit zum jeweiligen Gegenüber müssen in einen Reflexionsprozess hinein genommen werden. Die Rolle der Praxisanleiterin/des Praxisanleiters ist in diesem Lernprozess ebenso zentral wie die Rückmeldungen der schulischen Dozentinnen und Dozenten. Es handelt sich dabei um jeweils zwei unterschiedliche Formen der Reflexion.
3. Auf dem Weg in eine zunehmende Eigenständigkeit bleiben diese beiden Instrumente der Praxisreflexion, das Lerntagebuch und die Lern- und Ar-

beitsaufgaben, zentral. Das Lerntagebuch ist die Grundlage für einen unterstützenden Prozess der Selbstreflexion. Die Lern- und Arbeitsaufgaben bilden ein Instrument der begleitenden und reflektierenden Form des Lernens an exemplarischen Lerngegenständen. Es verändert sich – und das entspricht eher der beruflichen Entwicklungslogik im Lernprozess – lediglich der Komplexitätsgrad der Reflexion. D.h., wenn man der Tatsache Rechnung trägt, dass Lernen in der Praxis eine kontinuierliche Auseinandersetzung mit im Prinzip gleich bleibend komplexen pflegerischen Handlungssituationen ist, dann geht es vor allem darum, die Steigerung der Wahrnehmung und Umsetzung konkreter Handlungsmöglichkeiten der Auszubildenden in eine Richtung zu begleiten, die Komplexität auch im Transfer erschließbar macht. Der Lernprozess wird so zu einem Mittel der Komplexitätserfassung in strukturbildender Absicht.

1. Der Erwerb beruflicher Handlungskompetenz

Wie und was lernen nun eigentlich Auszubildende in ihren Praxiseinsätzen? Um diese Frage klären zu können, muss

- in einem ersten Schritt erfasst werden, **wie man generell in der praktischen Arbeit Kompetenzen** erwirbt (Kap. 1.1.). Der Erwerb von Expertise gibt Hinweise darauf. Implizites Lernen beschreibt diese besondere Form des erfahrungsgenerierten Lernens im Arbeitsprozess in seiner Verknüpfung mit explizitem Wissen. Dazu liegen bereits einige Erkenntnisse der Berufsbildungsforschung vor.
- in einem zweiten Schritt erfasst werden, **wie denn im Rahmen der Ausbildung gelernt wird** (Kap. 1.2.). Als zusätzliche Komponente kommt die Anleitungssituation hinzu, die in der Anbindung an das schulische Lernen mit kontrollierenden und ergänzenden Faktoren wie **Lern- und Arbeitsaufgaben** sowie Praxisbesuchen verknüpft ist. Dafür sind domänenspezifisch ebenfalls einige Ansatzpunkte auszumachen. Ergänzend lassen sich Ergebnisse eigener Untersuchungen anführen. Zentral sind dabei zwei Begriffe, die domänenspezifisch ausdifferenziert werden müssen: das **Arbeitsprozesswissen** und die **Entwicklungsaufgaben**. Sie begründen die Konstruktion von Lern- und Arbeitsaufgaben. Sie geben Hinweise auf eine curricular begründete Rang- und Reihenfolge dieser Lern- und Arbeitsaufgaben.

1.1. Der Erwerb beruflicher Handlungskompetenz im Arbeitsprozess: Expertise und implizites Wissen

Das, was berufliche Handlungskompetenz ist, lässt sich auf der Grundlage der Berufsbildungsforschung allgemein und bedingt auch domänenspezifisch mittlerweile beschreiben. Dem Experten gelingt es, sein implizites Wissen so einzusetzen, dass er in der Lage ist, sein explizites Wissen so in den beruflichen Handlungsprozess zu integrieren, dass er anstehende Problemlagen situativ angemessen auch dann lösen kann, wenn diese Problemlage bisher unbekannte neue

Konstellationen enthält. Er verfügt also über die Fähigkeit, situative Transferleistungen zu erbringen, die innovativ sind.

Wie man diese berufliche Handlungskompetenz allerdings im Prozess des reflektierten Lernens so nutzen kann, dass ein Bruch zwischen explizitem Wissen und berufspraktischem Können im Ausbildungsprozess minimiert wird, also weniger „träges Wissen“ produziert wird, ist bisher weitgehend ungeklärt. Das hat seinen Grund in der Struktur dieses impliziten Wissens selbst. Es ist an den Begriff der Intuition gebunden. Das, was man intuitiv macht, lässt sich nicht genau durch Worte reflektierend beschreiben.

Im Folgenden werden die Erkenntnisse der Berufsbildungsforschung zusammengefasst, die Hinweise auf die Struktur dieses impliziten Wissens als Grundlage beruflicher Handlungskompetenz geben. Dazu wird in einem ersten Schritt rekonstruiert, was unter dem Begriff berufliche Handlungskompetenz eigentlich zu verstehen ist und wie der Prozess der Entwicklung verläuft.

Berufliche Handlungskompetenz[2] beschreibt die „Bereitschaft und Fähigkeit des einzelnen, sich in beruflichen, gesellschaftlichen und privaten Situationen sachgerecht durchdacht sowie individuell und sozial verantwortlich zu verhalten.“ (KMK,1999) Eine entscheidende Voraussetzung zur Entwicklung einer solchen Kompetenz ist in Interesse an den Gegenständen der jeweiligen Domäne, in der Kompetenz entwickelt werden soll und damit ein Wille des Individuums, sich mit den Gegenständen, Problemen und Verfahren dieser spezifischen Domäne permanent auseinanderzusetzen. Von **Expertise** spricht man (Röben, 2006, S. 248), wenn das Resultat der Kompetenzentwicklung erfolgreich war. Der **berufliche Experte** als Resultat einer gelungenen Kompetenzentwicklung verfügt über eine spezifische Qualität des Wissens in dem beruflichen Handlungsfeld, in dem er tätig ist. Diese spezifische Qualität zeigt sich darin, dass er sein begriffliches Wissen nicht nur auf die Wahrnehmung von Strukturen anwenden kann, sondern auch auf die Handlungsfähigkeit. Berufliche Kompetenzentwicklung vollzieht sich also in einem Prozess reflektierter Praxiserfahrung. In diesem Prozess der Verschränkung von abstraktem Wissen und Erfahrungen entsteht handlungsleitendes Wissen. Es kann durch den Begriff **implizites Wissen** charakterisiert werden.

2 Nach Röben (2006; 246 ff.) beschreibt Kompetenz zunächst einmal ganz allgemein nur die Disposition eines Individuums.

Nach Neuweg (2006; S. 580) meint „implizites Wissen" „das im Verhalten ..., das heißt in Prozessen des Wahrnehmens, Beurteilens, Erwartens, Denkens, Entscheidens oder Handelns verausgabte, durch das Subjekt und u. U. auch den analysierenden Beobachter jedoch nicht, nicht vollständig oder nicht angemessen explizierbare (verbalisierbare, objektivierbare, formalisierbare, technisierbare) Wissen einer Person" (Neuweg, 2006; S. 581). Implizites Wissen ist also gebunden an das Moment des Intuitiven, des Nichtverbalisierbaren, des Nichtformalisierbaren und/oder des Erfahrungsgebundenen. Das Intuitive wird durch eine sensible Einlassung auf die situativen und ständig wechselnden Umstände bestimmt. Mit steigernder Berufserfahrung weicht das planerische Handeln zunehmend mehr und mehr einem intuitiven Gestalterfassen und einer relativ spontanen Handlungsvornahme (Neuweg, 2006; S. 583). Der Experte denkt durch Handeln nach oder situiert über sein Handeln und das darin inkorporierte Wissen. Der Prozess der Integration von Wissen zu praktischem Handeln verläuft implizit. So ist es nicht das Wissen an sich, das berufliche Könnerschaft ausmacht, sondern die Kopplung von Intentionen mit handlungsrelevanten Bedingungs- und Maßnahmenwissen, also eine dialektische Beziehung zwischen Wissen und Handeln (Fischer, 2006; S. 312).[3]

Berufliche Kompetenzentwicklung vollzieht sich nach Schön in einem Prozess reflektierter Praxiserfahrung. Sie gründet auf der Erweiterung des Repertoires der einzigartigen Fälle. Sie besteht gerade in der Bewältigung dieser unvorhergesehenen Ereignisse und einzigartigen Fälle (Fischer; 2006, S. 310)[4].

---

3 Das Konzept des praktischen Wissens und der praktischen Reflexion korrespondiert mit dem System des praktischen Wissens nach Holzkamp. Begriffe, über die Menschen subjektiv verfügen, sind grundsätzlich praktische, insofern ihre Bedeutungsaspekte, ihre Bedeutungsumfänge und die Bedeutungsfelder durch die jeweiligen Entwicklungsprozesse geprägt sind. Es kommt in der Ausbildung also nicht darauf an, wissenschaftlich definierte Begriffe zu lehren oder zu lernen. Sie begründen selten die Handlungskompetenz. Es kommt eher darauf an, die jeweilige Begriffsdefinition geschickt zu vermitteln, d.h. Formen des induktiven Lernens, des experimentierenden und handlungsorientierten Lernens müssen genutzt werden.

4 Im Rahmen einer Untersuchung über die berufliche Entwicklung von Expertise bei Facharbeiten wurden drei Dimensionen dieser Kompetenzentwicklung erfasst. Diese Dimensionen gestatten es den Facharbeitern, neue Erfahrungen für die Steigerung bzw. Aktualisierung ihrer Professionalität zu machen. Im Kern handelt es sich darum, eine Identifizierung mit den Aufgaben der Facharbeit als denen zu leisten, die die eigenen sind (Arbeitsmoral)

Röben wendet sich auch der Frage zu, wie man Kompetenz erfasst (Röben, 2006; S. 250). Er stellt zunächst einmal fest, dass alle Maßnahmen, die auf die Kompetenzentwicklung zielen, an der Selbsttätigkeit des Individuums ansetzen müssen. Die Lerner müssen jede kompetenzfördernde Maßnahme als eine erleben, die in ihrem eigenen Interesse steht und deren Nutzen für sie klar erkennbar ist. Das sagt erst einmal nichts darüber aus, wie man denn Maßnahmen zur Kompetenzentwicklung ergreifen kann.

Zwei Zugriffsweisen bieten sich vor diesem Hintergrund an, um diese Kompetenzen zu erfassen: die Orientierung an der fachsystematischen Logik (A) und die Orientierung an einer Entwicklungslogik (B).

A. Die fachsystematische Logik eines Berufsfeldes lässt sich in der Rekonstruktion des Arbeitsprozesswissens erfassen. Das **Arbeitsprozesswissen,** also die domänenspezifischen Arbeits- und Geschäftsprozesse, bezeichnet nach Fischer (Fischer, 2006; S. 308) die genaue Kenntnis der Elemente eines betrieblichen Handlungssystems sowie ihres Zusammenwirkens (Fischer, 2006; S. 311). Drei Bedeutungsinhalte sind damit verbunden. Die Kennzeichnung desjenigen Wissens, das

- qualifizierte Arbeitskräfte erwerben müssen, um moderne Arbeitsanforderungen zu beherrschen.
- Arbeitskräfte von dem Arbeitsprozess, in dem sie mitwirken, tatsächlich erworben haben.
- aus einer Bildungsperspektive die Subjekte dazu befähigt, Arbeit und Technik gemäß ihrem Interesse mitzugestalten.

Das Arbeitsprozesswissen ist ein zentrales Konzept für das berufliche Lernen (Rauner, o.J., S. 9). Nach Benner (Benner, 1995) handelt es sich bei dem Arbeitsprozesswissen um den Zusammenhang von praktischem und theoretischem Wissen. Dem handlungsrelevanten theoretischen Wissen wird dabei das hand-

---

- der Dimension der Technik: Beherrschungsaspekt. Systematisches Lernen ermöglicht den Bruch mit vertrauten Standards.
- der Dimension von Facharbeit: Reproduktionsaspekt. Es handelt sich um eine subjektive Adaption des Neuen als Re-Standardisierung durch situiertes Lenen.
- der Dimension des Sozialen: Selbstbehauptungsaspekt. Es leistet die kollektive Regulierung neuer Standards.

lungsbegleitende und handlungsrechtfertigende, explizite Wissen zugeordnet. Nach Benner steht das praktische Wissen im Vordergrund. Schön unterscheidet dabei sechs Dimensionen, die sich nach Rauner folgendermaßen ausdifferenzieren lassen (Rauner, o.J.; S. 9ff.):

- **Sensibilität für feine qualitative Unterschiede**: Mit zunehmender Berufserfahrung steigt der Sensibilisierungsgrad für feine situative Unterschiede in der Wahrnehmung und Bewältigung von Arbeitssituationen.
- **Gemeinsames Verständnis**: Mit zunehmender Arbeitserfahrung verfügen die Mitglieder einer beruflichen Arbeitsgemeinschaft über eine zunehmenden Vorrat an ähnlichen und gemeinsamen Erfahrungen. Diese sprachliche Verständigung mündet in eine darüber hinausreichende intuitive Verständigung. Diese erlaubt es den Beteiligten, sich auch in sehr komplexen Arbeitssituationen ohne viele Worte zu verständigen.
- **Annahmen, Erwartungen, Einstellungen über berufstypische Arbeitssituationen und Arbeitsverfahren:** Arbeitssituationen können nur dann adäquat begriffen werden, wenn sie auch in ihrer Genese verstanden werden. Das Zusammenspiel von erfahrungsgeleiteten Annahmen und Einstellungen mündet in begreifendes Erkennen und situatives Handeln, das eine außerordentlich feine Ausdifferenzierung der Handlungsentwürfe nach sich zieht. Dieses Wissen ist nur zu erfassen über eine Rekonstruktion von erzählten Arbeitserfahrungen.
- **Paradigmatische Arbeitsaufgaben**: Paradigmatische Fälle bewirken in einer besonderen Weise, dass bisherige subjektive Vorstellungen und Einstellungen korrigiert, vertieft und erweitert werden. Es handelt sich nur um solche Arbeitsaufgaben, die auch subjektiv als besonders herausfordernd erlebt werden und neue Arbeitserfahrung hervorbringen. Das vorhandene Vorwissen erlaubt dabei erfolgversprechende Handlungsentwürfe. Dieses Konzept entspricht weitgehend dem vonHavighurst entwickelten Konzept der Entwicklungsaufgaben. Nach Havighurst (Havighurst, 1972, zit. nach Rauner, o.J., S. 9) sind Entwicklungsaufgaben die Aufgaben, die jeweils neue inhaltlich komplexe Problemlösungssituationen für den Menschen aufwerfen und die entscheidend dazu beitragen, dass er sich in einem Lebenszyklus weiterentwickelt und individualisiert. Sie zwingt dazu, die bisherige Handlungskonzeption und eingespielte Verhaltensweisen in Frage zu stellen und

neu einzurichten. Die Identifizierung solcher beruflichen Arbeitsaufgaben, die die Qualität von paradigmatischen oder Entwicklungsaufgaben haben, ist eine Voraussetzung für eine entwicklungslogisch begründete Curriculumentwicklung.

- **Kommunikation in der Praxisgemeinschaft**: In einem beruflichen Arbeitsprozess kommt es darauf an, sehr präzise mit definierten Begriffen, Normen und Gesetzmäßigkeiten umzugehen. Das praktische Wissen äußert sich, neben den beruflichen Handlungen selbst, auch in einer spezifischen Sprache und Kommunikation. Man muss diese Sprache verstehen (Schallmauerprinzip).
- **Unvorhersehbare Aufgaben und Metakompetenz:** Die Bearbeitung praktischer Aufgaben entzieht sich prinzipiell der vollständigen theoretischen Beschreibung und Beherrschung. Sie findet in Arbeitssituationen statt, in denen immer wieder ein neues individuelles und kollektives Wissen entsteht. Die Arbeitssituation bleibt dabei prinzipiell nicht vorhersehbar. Arbeitsprozesswissen ist so immer auch unvollständiges Wissen. Es wird bei unvorhersehbaren Arbeitsaufgaben subjektiv bewusst. In hochkomplexen Systemen tritt das Problem der „verborgenen" Fehlerquellen hinzu. In solchen Arbeitsprozessen kann sich eine Metakompetenz im Umgang mit der Wissenslücke bei der Lösung unvorhersehbarer Aufgaben und Probleme in der beruflichen Arbeit entwickeln.

B. Die berufliche Entwicklungslogik beschreibt dann die Art und Weise, in der dieses domänenspezifische Wissen erworben und angewendet wird, um Expertise zu gewinnen. Sie ist nicht gleichzusetzen mit dem Prozess der individuellen Entwicklungslogik, wie sie sich in den Modellen von Havighurst (s.o.) u.a. wiederfindet. Die Menschen, die in einem Beruf ausgebildet werden und/oder arbeiten, haben ja bereits eine Persönlichkeitsentwicklung durchlaufen. Der Erwerb beruflicher Handlungskompetenz erfolgt vor dem Hintergrund dieser Persönlichkeitsentwicklung. Sie stellt eine binnendifferenzierte Komponente des Lernens dar, nicht ihre Grundlage selbst (Bremer, 2006; S. 293).

Rauner weist darauf hin, dass im Rahmen einer arbeitsorientierten Didaktik beruflicher Bildung Berufsbildungsgänge sich nicht nur fachlich, sondern nach Benner, Dreyfus und Dreyfus (Dreyfus, 1972; zit. nach Rauner, o.J.) u. a. auch als Entwicklungsprozesse vom Anfänger (Novizen) zur reflektierten Meisterschaft

(Experten) systematisieren lassen. Entwicklungsaufgaben eignen sich s. E. ganz besonders für die Strukturierung beruflicher Lernprozesse, geht es doch in diesen Prozessen immer darum, sich gerade den Entwicklungsaufgaben zu stellen, die man noch nicht gelöst hat (Rauner, o.J.).

Entwicklungsaufgaben haben in der Expertiseforschung eine zentrale Bedeutung für die Kompetenzentwicklung. Sie sind nicht gleichzusetzen mit Lernaufgaben. Nach Benner (Benner, 1995)sind Entwicklungsaufgaben „paradigmatische Arbeitsaufgaben" im Sinne von Fällen, die die Kompetenzen des Pflegepersonals herausfordern.

Voraussetzung ist, dass der Auszubildende seine spezifische Berufsrolle antizipieren und sich mit ihr identifizieren muss. Sonst kann keine Kompetenzentwicklung stattfinden. Der Auszubildende lernt in Situationen, deren Qualität für das Lernergebnis ausschlaggebend ist. Er lernt durch einen „Prozess des Hineinwachsens" (Rauner, o.J.; S. 7) in diese „Praxisgemeinschaft".

Entwicklungsaufgaben haben zum einen die Funktion als Evaluierungsinstrument darüber aufzuklären, wie sich berufliche Kompetenz und Identität an zu identifizierenden Schwellen der Kompetenzentwicklung ergeben. Zum anderen sind sie ein didaktisches Instrument zur Begründung und Formulierung beruflicher Curricula sowie von Lern- und Arbeitsaufgaben.

Wenn ein Auszubildender am Beginn seiner Berufsausbildung steht, erwarten ihn neue Aufgaben und Situationen, die er lernen muss, angemessen zu bewältigen. Drei Konzepte seien dafür nach Benner dabei zentral:

- das Konzept des beruflichen Lernens
- das Konzept des beruflichen Arbeitens
- das Konzept der beruflichen Zusammenarbeit

Versucht man nun, diese allgemeinen Erkenntnisse auf ganz konkrete Domänen beruflichen Handelns anzuwenden, ergeben sich Schwierigkeiten. Kompetenzerwerb erscheint in einer in sich logischen Abfolge. Für die erfolgreiche Umsetzung liegen allerdings bisher noch keine hinreichend belegten Studien vor. Bisher werden lediglich Entwicklungskonzepte wie das von Dreyfus/Dreyfus (s.o.) genutzt.[5]

5 Über das Orientierungs- und Überblickswissen, das Zusammenhangwissen, das Detail-

Wie ruft aber dann Lernen in Arbeitsprozessen die Entwicklung fachlicher Kompetenzen und beruflicher Identität hervor? (Bremer, 2006; S. 288) Folgende Erkenntnisse sind bisher gewonnen worden:

- Erkennbar ist, dass das Arbeiten in Prozessen, also im Rahmen von komplex erscheinenden Aufgabenfeldern, erfolgt.
- Um der Struktur beruflicher Entwicklungslogik auf die Spur zu kommen, ist es nach Bremer (Bremer, 2006; S. 292) notwendig, Unterschiede in den Kompetenzen zu erfassen, also ihre Niveaus oder Schwellen unterscheiden zu können.
- Es müssen aus entwicklungslogischer Sicht Aufgaben existieren, die für bestimmte Entwicklungsniveaus indikativ sind. Es müsste eine definitive Scheidelinie zwischen Laien und Experten erkennbar sein.

1.2. Das Erlernen beruflicher Handlungskompetenz im Arbeitsprozess: Lern- und Arbeitsaufgaben vor dem Hintergrund von Arbeitsprozesswissen und Entwicklungslogik

Das Leitziel einer modernen beruflichen Bildung ist unbestritten: die Erlangung einer umfassenden beruflichen Handlungskompetenz und die Realisierung reflexiver Handlungsfähigkeit (Dehnbostel, 2006; S. 378). Um dieses Leitziel umzusetzen, gewinnt das Lernen in der Arbeit einen immer höheren Stellenwert. „Es geht nicht mehr vorrangig um analytisch bestimmte und in Bildungsstätten zu vermittelnde Qualifikationen, sondern um ganzheitliche Kompetenzen, für deren Erwerb das Lernen in der Arbeits- und Lebenswelt unerlässlich ist." (Dehnbostel, 2006; S. 378). Wie aber kann man das in der praktischen Arbeit inkorporierte Wissen entschlüsseln und benennen? Diese Frage lässt sich zur Zeit nur bedingt beantworten.

---

und Funktionswissen hin zu einem erfahrungsbasierten fachsystematischen Vertiefungswissen ist nach Dreyfus/Dreyfus (s.o.) der Weg vom Novizen (Anfänger) zum Experten entwicklungslogisch zu beschreiten. Genau an diesem Punkt setzt der Versuch des Kooperationsverbundes an, eine empirisch begründbare Entwicklungs- und damit auch Kompetenzerwerbslogik in dem domänenspezifischen Handlungsfeld der Gesundheits- und Krankenpflege zu erfassen.

Als fruchtbarer Weg zur Entschlüsselung dieses praktischen Wissens erwiesen hat sich eine Sichtweise, wie sie Polanyi (Polanyi, 1966) im Rückgriff auf den ethnomethodologischen Ansatz von Garfinkel (Garfinkel, 1986), verfolgt. Das praktische Wissen entspringt s. E. nicht dem theoretischen Wissen, wie es in der Form eines fachsystematischen Wissens vorliegt. Es hat eine eigene Qualität. Und es prägt auch eine eigene Form der domänenspezifisch zu definierenden Intelligenz aus. Im Rückgriff auf Gardner ist „Intelligenz ein biopsychisches Potential zur Verarbeitung von Informationen, das in einem kulturellen Umfeld aktiviert werden kann, um Probleme zu lösen und geistige und materielle Güter zu schaffen, die in einer Kultur hohe Wertschätzung genießen (Gardner, 2002, S. 46 ff., zit. nach Dehnbostel, 2006, S. 582). Intelligenz ist für ihn also an Domänen der beruflichen Expertise gebunden. Daraus ergeben sich für Polanyi folgende Konsequenzen (tacit knowing view):

- Berufspraktisches Können lässt sich über erhebliche Strecken nicht oder nicht nur als Wissensapplikation auffassen.
- Bei berufserfahrenen Menschen spielen nicht-beteiligungsorientierte, also lediglich subjektiv erlebte und nicht vermittelte Momente im Wahrnehmungs- und Handlungsgeschehen eine zentrale Rolle.
- Könnerinnen und Könner vermögen die Wissensbasis ihres Handelns nicht oder nur unzulänglich zu verbalisieren.
- Intelligente Praxis ist auch für den äußeren Beobachter nur eingeschränkt kodifizierbar.
- Zentrale Leistungsvoraussetzungen werden nicht durch Mitteilung, sondern durch Erfahrung und Beispiel am Modell erworben.

Die Entschlüsselung einer spezifischen domänengebundenen praktischen Intelligenzentwicklung nimmt zwar einen zentralen Stellenwert ein, aber stößt an Grenzen. Dies gilt ebenso für die Erfassung der Struktur der Kompetenzstufen. Und das Verständnis dieser Grenzen wiederum setzt voraus, dass man Kompetenzen empirisch erfassen kann. Das ginge nur, wenn sich auch Entwicklungsdifferentiale identifizieren ließen, also „Unterschiede an Kompetenzen" ausgedrückt in Niveaus oder Schwellen als entwicklungslogische Modelle erfassen ließen.

„Eine entwicklungstheoretisch informierte Methode zur Erfassung von Kompetenzen und ihrer Entwicklung als Resultat des Lernens in Arbeitsprozessen müsste im unmittelbaren Ausdruck einer Aufgabenlösung etwas über die Entwicklung aussagen können, die zu Kompetenzen führte bzw. nicht führte. Dies setzt voraus, Annahmen über die Entwicklung selbst zu formulieren, wozu eine Art Theorie der Entwicklung unabhängig von ihren empirischen Ausprägungen aufzustellen wäre. Es geht also nicht darum, ob es so etwas wie Entwicklung gibt, sondern nur darum, wie sie verläuft, was sie beeinflusst, welcher Logik sie folgt oder welche Ausprägungen sie annimmt, wie man sie erkennt, wie man sie misst und welche Schlussfolgerungen man daraus für (berufliche) Lehr- und Lernprozesse zieht." (Bremer, 2006; S. 291).

Welche Befunde zur Struktur und Realität berufsqualifizierender Entwicklungs- und damit auch Bildungsprozesse sind aktuell im Rahmen der Berufsbildungsforschung erkennbar? Drei zentrale Erkenntnisse lassen sich formulieren:

1. Lernprozesse lassen sich nur begrenzt durch das Mitteilen von Wissen abkürzen. Primär handlungssteuernd ist ein nur langsam sich entwickelndes **Erfahrungswissen**, das dem Schaffen gleichsam als Nebenertrag erwächst und nur höchst eingeschränkt didaktisch präparierbar und durch das Wort substituierbar ist. Lernen erfolgt dann als ein angemessenes Wechselspiel von Reflexion und Erfahrung. Der berufsqualifizierende Bildungsprozess als intentional gestalteter Lehr-Lernprozess vollzieht sich vor diesem Hintergrund im Rahmen von Handlungssituationen, in denen Kommunikations- und Kooperationsprozesse zwischen Schülern/Auszubildenden und Lehrern/Ausbildern in Bezug auf die Realisierung gemeinsamer berufsrelevanter Ziele und Aufgaben bzw. Inhalte stattfinden (Gerds, 2006; S. 373). Das Ziel ist es, die Lernenden zu befähigen, sich in der vorgefundenen beruflichen Alltagswirklichkeit zu behaupten. Sie sollen sich diese aneignen. Aneignung heißt dann, die „handelnde Auseinandersetzung mit der (betrieblichen oder schulischen) Wirklichkeit im Rahmen einer Aufgabenstellung vor praktischer Bedeutung" zu vollziehen (Gerds, 2006; S. 376). Das geschieht in entsprechenden Lehr-Lern-Arrangements (Gerds, 2006, S. 374), also im Rahmen von situiertem Lernen. Perspektive ist die Selbstverwirklichung, d.h. „der reflektierte Umgang mit den geschichtlich-gesellschaftlich geprägten Bedingungen und darauf aufbauend, das Beschreiben eines Weges, der in dieser Form (für das lernende Subjekt) neu ist" (Gerds, 2006; S. 376).

2. Es ist vorauszusetzen, dass der Eintritt in die berufliche Ausbildung nicht von einem Nullpunkt an Wissen, Vermögen und Können ausgeht (Bremer, 2006; S. 290). Die Entwicklung ist eigentlich schon abgeschlossen. Jugendliche, die ab 16 Jahren beginnen zu arbeiten, operationalisieren ihre bereits vorhandenen Fähigkeiten weiter. Ein Lernen in Arbeitsprozessen setzt also diese Fähigkeit zur **Selbstoperationalisierung** voraus. Sie beinhaltet die Anleitung zur Selbstbefähigung der Arbeitenden, ihre selbst zu verantwortenden Handlungsspielräume und damit die Förderung ihrer eigenständigen Entscheidungen über die Zwecke, Mittel und Ergebnisse ihres Handelns weitestmöglich auszudehnen (Die Einheit von sozial-kommunikativem, technisch-instrumentellem und ethisch verantwortbarem Handeln) (Gerds, 2006; S. 369).
3. Die **Domänenspezifik** prägt vor dem Hintergrund der Erkenntnisse der Berufsbildungsforschung über den generellen Prozess der Aneignung von beruflicher Handlungskompetenz die Spezifik des Aneignungsprozesses von beruflicher Handlungskompetenz. Rauner (Rauner, 2006) gibt nun Hinweise darauf, wie man dabei vorgehen kann. Es muss s. E. deutlich gemacht werden, von welchem Vorverständnis Auszubildende ausgehen und durch welche Erfahrungen die berufsrelevanten Begriffe und subjektiven Theorien der Lernenden geprägt sind. Das ist ein Ansatzpunkt, der im Rahmen der empirischen Untersuchung domänenspezifisch verfolgt werden kann. Dann muss nach Rauner didaktisch untersucht werden, mit welchen Schritten und Stufen die entwicklungssystematische Vermittlung des Arbeitsprozesswissens erfolgt. Die entwicklungstheoretische Systematisierung von Arbeits- und Lernsituationen (z.B. Fälle und Projekte) stellt dann eine adäquate Form systematischer Berufsbildung dar. So besteht s. E. die Chance, sich nicht nur effektiv fachliches Können und reflexives Wissen anzueignen, sondern auch reichhaltige, bedeutungsvolle und handlungsleitende Begriffe und Theorien sowie Handlungsstrategien zu entwickeln, die in den Prozess der Identitätsentwicklung eingebunden sind. Auch die symbolischen Repräsentationen der Arbeitserfahrung müssen dabei beachtet werden. Bei der Gestaltung von berufsqualifizierenden Bildungsprozessen nach Gerds (2006, S. 368) muss es im Kern darum gehen
   - entwicklungsförderliche Lernaufgaben, Lernumgebungen und Lehr-Lernarrangements individuell zuzuschneiden. Die Wirksamkeit kann also

nur in Relation zu den je erkennbaren Lernvoraussetzungen der einzelnen Lerner diagnostiziert und beurteilt werden.
- die Qualität und Komplexität der gestellten Lernaufgaben im Verhältnis zu den bereits erworbenen individuellen Fähigkeiten und beruflichen Erfahrungen, welche die mit Bildungsprozessen gegebenen Entwicklungspotentiale abdecken, zu bestimmen.

Bevor vor dem Hintergrund dieser allgemeinen Zielsetzung ein entsprechendes Modell der Aneignung beruflicher Handlungskompetenz im pflegerischen Handlungsprozess entwickelt werden kann, das die Grundlage für den Nachweis entwicklungslogisch begründeter Lern- und Arbeitsaufgaben im Rahmen eines Spiralcurriculums für die praktische Ausbildung bildet, werden in einem ersten Schritt die Ergebnisse der pflegedidaktischen Überlegungen zusammengefasst. Sie beruhen im Wesentlichen auf Grundlagen der Berufsbildungsforschung bzw. begreifen sich als Teil derselben. In einem zweiten Schritt lassen sich dann Elemente des domänenspezifischen Arbeitsprozesswissens erfassen. Entsprechende Lern- und Arbeitsaufgaben als Zentrum eines Curriculums für die praktische Ausbildung können ausgewiesen und in eine entwicklungslogische Systematik eingefügt werden.

Abschließend wird das Konzept der situativen Anleitung vorgestellt, das die Lernprozesse von Auszubildenden unter Berücksichtigung der bestehenden Lernmöglichkeiten fördern kann. Es ergänzt die bereits in der Berufsbildungsforschung im Rahmen von Lehr-/Lernarrangements generell explizierten förderlichen Ansätze.

2. Der Erwerb beruflicher Handlungskompetenz im Berufsfeld Pflege

2.1. Pflegedidaktische und -wissenschaftliche Grundlagen

2.1.1. Die Entwicklungslogik

Der Erwerb pflegerischer beruflicher Handlungskompetenz erfolgt nach Benner in identifizierbaren Stufen (Benner, 1995). Für sie ist „praktisches Wissen" ein Wissen, das direkt durch den Erwerb einer Fähigkeit im konkreten Handeln erworben wurde. Es handelt sich dabei um ein Wie–Wissen im Gegensatz zu einem Was–Wissen. Viele Fähigkeiten erwirbt man i. E., ohne dass man sich erklären kann, wie das, was man tut, überhaupt möglich ist, bzw. ohne dass man die formalen Gesetze begreift, auf denen dieses Können beruht (Benner, 1995, S. 279). Wenn Benner in ihrer empirischen Untersuchung bestimmte Stufen der Pflegekompetenz herausarbeiten kann, dann lehnt sie sich dabei an das fünfstufige, von Dreyfus/Dreyfus (Dreyfus/Dreyfus, 1987) entwickelte Modell des Kompetenz- oder Fähigkeitserwerbs an. Benner weist entsprechend für die Pflegepraxis folgende Kompetenzstufen aus:

1. Neuling
2. fortgeschrittene Anfängerin
3. kompetente Pflegende
4. erfahrene Pflegende
5. Pflegeexpertin

Rauner (Rauner, 2006b) übernimmt nun das von Benner (Benner, 1995) modifizierte Modell auch in seinem berufspädagogisch begründeten Expertisemodell, um eine entwicklungslogisch begründete Gestaltung des Lehr- und Lernprozesses v. a. für Dienstleistungsberufe zu skizzieren. Von der

1. nominellen über die
2. funktionelle und

3. konzeptionelle bis zur
4. ganzheitlichen Gestaltungskompetenz

identifiziert er vier berufliche Kompetenzniveaus, die entwicklungslogisch aufeinander aufgebaut sind. Im Prozess der Ausbildung gewinnt dieses Wissen einen hohen Stellenwert dann, wenn es vermittelbar wird, zum Tragen kommt und so auch in seiner lernbaren Perspektive gefördert werden kann.

Auszubildende sind zu Beginn ihrer Ausbildung nach Benner eindeutig der Gruppe der Neulinge, Anfänger oder Novizen zuzurechnen. Am Ende ihrer Ausbildung können sie bei entsprechender Unterstützung das Stadium der fortgeschrittenen Anfängerin erreichen. Nach Rauner wäre in einem ersten Schritt der beruflichen Entwicklungslogik vom Anfänger zum fortgeschrittenen Anfänger das Orientierungs- und Überblickswissen der zentrale Lernbereich. Entsprechend wären berufsorientierende Arbeitsaufgaben zentral, um zu lernen, „worum es im Beruf in der Hauptsache geht". In einem zweiten Schritt geht es darum, zu erfassen, „wie und warum die Dinge so und nicht anders zusammenhängen" (Zusammenhangswissen).

Um diese Stufe der beruflichen Entwicklungslogik zu erreichen, muss in einem ersten Schritt geklärt werden, was Auszubildende unter dieser allgemeinen Prämisse dann domänenspezifisch wissen und können müssen. Das setzt voraus, dass es eine Analyse des Berufsfeldes Pflege, also ihrer tragenden Arbeits- und Geschäftsprozesse gibt. Im Rahmen des Curriculums für den Lernstandort Schule war bereits eine entsprechende Konfliktfeldanalyse erhoben worden. Es war deutlich geworden, welche zentralen Probleme sich in dem Berufsfeld Pflege stellen und wie diese Probleme unter der Vorgabe einer didaktisch begründeten Perspektive im Rahmen der Ausbildung lösungsorientiert angedacht und für die Umsetzung vorbereitet werden mussten. Im Rahmen des Lernfeldkonzeptes und explizit in der Konstruktion exemplarischer Lernsituationen, die problem- und handlungsorientiert angelegt waren, ließen sich diese zentralen Probleme erfassen. Damit war aber noch keineswegs klar, wie sich diese intellektuell vorbereiteten Wissensbestände auch als Problemlösungsstrategien dann in der praktischen Ausbildung nutzen ließen. Arbeits- und Geschäftsprozesse im praktischen Handlungsfeld Pflege ließen sich, so Becker (Becker, 2006), in der Entwicklung des berufspädagogisch angelegten Praxiscurriculums an Lerngegenständen erfassen. **Lerngegenstände bildeten die Voraussetzung, um problemorientierte Lösungsstrategien vor dem Hintergrund theoretischen Wissens so in den Handlungsprozess zu integrieren, dass der Transfer erkennbar war.** Lerngegenstände waren also keineswegs gleichzusetzen mit problemorientierten Lernsituationen. Sie bildeten konkrete Ansatzpunkte, um diese Wissensbestände zu transferieren.

Vor dem Hintergrund der vorab referierten Erkenntnisse der Berufsbildungsforschung war deutlich geworden, dass Lernen in der Praxis in einigen Aspekten anders verläuft als Lernen in der Schule. Entsprechend war auch der Begriff des Wissens anders zu verstehen. Erfahrungswissen als Ausdruck eines impliziten Wissensbestandes hatte eine andere Struktur als intellektuell vermitteltes Wissen. Der Weg vom Wissen zum Können bzw. die Integration von Fachwissen in die bereits vorhandenen impliziten Erfahrungsstrukturen war zumindest in den Bestandteilen zu rekonstruieren, die sich erfassen ließen. **Problemorientierung in der Schule bereitete transferierbare Handlungsmuster vor, garantierte sie aber keineswegs in der praktischen Umsetzung. Es musste nun darum gehen, den Weg der transferierbaren Handlungsmuster in ihrer Umsetzung in praktische Handlungen zu erfassen und zu erkennen, wie sie sich im Sinne der didaktischen Zielperspektive nutzen ließen.** Dann erst war es möglich, auch die Lerngegenstände zu identifizieren, die im Sinne eines Lernfortschrittes geeignet waren, um Grundlage der Lern- und Arbeitsaufgaben zu bilden. Das wiederum musste kombiniert und begründet werden vor dem Hintergrund einer eingeübten Handlungsstrategie von Lernanreizen, wie sie in der praktischen Ausbildung bereits vorhanden waren. Folgende Analyseschritte verknüpften sich in diesem Konstruktionsprozess:

1. Die Erfassung von bereits praktizierten Lehr- und Lernformen in der praktischen Ausbildung. Dafür steht das Konzept der „Situativen Anleitung“.
2. Die Ermittlung von Lernfortschritten, die auf dem Transfer von Wissensbeständen, also v. a. Problemlösungsstrategien beruhten. Dafür war die Rekonstruktion der Schülerreflexion zentral.
3. Die Erfassung von Lerngegenständen, die in der praktischen Ausbildung bereits als solche identifiziert waren. Die Integration der in der Praxis Anleitenden mit ihrem Erfahrungswissen war eine Möglichkeit dafür.

4. Die Konstruktion von Lern- und Arbeitsaufgaben, die im Sinne der domänenspezifischen Entwicklungslogik exemplarisch waren und eine Transferqualität im Hinblick auf das erworbene schulische Wissen erwarten ließen.

2.1.2. Die Anleitung in der praktischen Ausbildung

Auszubildende benötigen Anleitung, Hilfe und Unterstützung, um am Ende ihrer Ausbildung dem gesetzlich vorgegebenen Anforderungsprofil beruflicher Handlungskompetenz entsprechen zu können.

Drei Faktoren lassen sich vor dem Hintergrund der pflegewissenschaftlichen Literatur identifizieren, die für ein Lernen in der Praxis wichtig sind.

1. Auszubildenden beobachten Pflegende in ihrem Handeln und lernen so verschiedene „Modelle der Praxis" (Schwarz-Govaers, 2005) kennen.
2. Die Beobachtung „guter Modelle" (Holoch, 2002) trägt eindeutig zum Lernerfolg, also zur Vermittlung der „Modelle der Praxis" bei, die die Pflegekompetenz[6] fördern. Der Fokus eines Konzeptes der situativen Praxisanleitung liegt ressourcenorientiert also in der Förderung dieser „guten Modelle". Damit verknüpft ist auch die Förderung der Fähigkeit der Auszubildenden, „schlechte Modelle" zu identifizieren und sich abgrenzen zu können. Das „Lernen am Modell" begründet also die Vermittlung beruflicher Handlungskompetenz in der situativen Praxisanleitung.
3. Dreh- und Angelpunkt der Vermittlung von beruflicher Handlungskompetenz in einer Anleitungssituation ist dabei die Fähigkeit von beruflich Pfle-

6 Professionelle Pflege verlangt nach Holoch ein Nachdenken, eine Reflexion und einen „offen-experimentellen Umgang mit der Komplexität, die sich im beruflichen Alltag zeigt" (Holoch, 2002, 116). Pflegekompetenz umfasst i. E. „auch die Fähigkeit, sich forschend und (neue) Konzepte generierend im (Berufs-)Alltag zu bewegen; das heißt, mit der Einstellung zu handeln, dass es eigentlich keine Gewissheiten gibt und dass die Dinge, von denen man annimmt, sie seien gewiss, einem den Blick auf das ‚wirkliche' Problem, den tatsächlichen Bedarf eines pflegebedürftigen Menschen verstellen können" (ebenda). Das macht i. E. letztendlich Pflegekompetenz aus.
Sie weist drei zentrale Kompetenzbereiche aus: Die Kompetenz
- Berührung und Bewegung gesundheits- und entwicklungsfördernd einzusetzen
- sich sprachlich (verbal und nonverbal) zu verständigen
- eine von Fürsorge getragene Beziehung aufzubauen und zu gestalten (Holoch, 2002, S. 128).

genden, ihr pflegerisches Handlungswissen weitergeben, also auch versprachlichen zu können. Da dieses Wissen im praktischen Tun erworben und quasi selbstverständlich im denkenden Tun (Panke-Kochinke, 2006) umgesetzt wird, ist diese sprachliche Vermittlung nicht selbstverständlich. Ein zentrales Ziel der „situativen Praxisanleitung" ist es also, diese Fähigkeit der Versprachlichung von Pflegekompetenz im Dialog zwischen Schülern und Pflegenden zu unterstützen.

Wenn Pflegende, die in der Praxis situativ[7] anleiten, sich ihrer Modellfunktion

---

7 *Das situierte Lernen:* (Gerds, 2006; S. 373) Zentrale Kriterien für die innovative Gestaltung von berufsqualifizierenden Bildungsprozessen sind dann:

- selbstständiges und kompetentes Handeln und Entscheiden in Arbeitsprozessen
- verantwortliches Ausfüllen und Erweitern von Handlungsspielräumen
- kontinuierlicher und selbständiger Erwerb des benötigten Wissens
- Entwicklung einer unverwechselbaren individuellen „Handschrift".

Handlungspraktisch werden konstruktivistische mit struktionalen Lehr-Lern-Arrangements kombiniert.

Das situierte Lernen selbst:

- ist gebunden an die Besonderheiten der jeweiligen Lernsituationen und –umgebungen.
- muss als Wissen von einer Situation auf neue Anwendungssituationen übertragbar sein (Dekontextualisierung).
- kann in spiralförmig strukturierten Curricula erfolgen (Durchlaufen strukturell vergleichbarer Wissensdomänen).
- kann das Prinzip der Entwicklungslogik auf die Curriculumkonstruktion anwenden.

Gestaltungskriterien für situiertes Lernen sind:

- Es muss möglich sein, dass die selbständigen Aktivitäten der Lernenden nicht nur erlaubt, sondern auch erforderlich sind.
- Das Lernen sollte in komplexen, authentischen Anwendungen und Problemkontexten stattfinden. Die subjektive Erfahrung im Lernprozess, dass diese Erweiterung bewältigt werden kann und dann auch zur Lösung einer komplexen Aufgabe befähigt, schafft die motivationale Voraussetzung für die Entstehung weiterer individueller Lernbereitschafts-Erfolge.

Förderliche Lernumgebungen zeichnen sich aus durch:

- die Bereitstellung von Lernaufgaben, die komplex, offen, authentisch, realistisch, situativ sind und
- die Mittel zur Verfügung stellen, die man zur Umsetzung benötigt.

Sie

- lassen mehrere Lösungen und individuelle Lern- und Lösungswege zu bzw. erfordern diese sogar
- fördern die Kooperation und Kommunikation in der Gruppe. Regen vielfältige und unterschiedliche Aktivitäten an
- fördern das selbstorganisierte Lernen

bewusst werden, wenn sie wissen, dass Auszubildenden durch die Kombination von Beobachtung und Versprachlichung lernen[8], dann können sie sich, so die Position, zumindest darauf einstellen, dass bestimmte Anleitungsformen nicht die Wirkung haben, die sie in ihrem Gefühl eigentlich haben sollten.

Gegenwärtig konzentrieren sich empirische Untersuchungen in diesem Forschungsfeld zumeist auf zwei Zielgruppen: auf beruflich Pflegende in ihrem Bezug zu Patienten und Auszubildende in Bezug auf ein Anforderungsprofil pädagogisch fundierter Lernmuster. Beides steht unter der Perspektive eines Defizitmodells. Rücken Ausbilder in den Fokus der Pflegeforschung, dann werden sie v. a. mit Anspruchsmodellen vor dem Hintergrund einer Erfassung von Defiziten konfrontiert. Studien zur beruflichen Pflegepraxis stützen sich auf Narrativa befragter Personen und deren Beobachtungen, vermittels derer Handlungsmuster in Handlungssituationen erschlossen werden, die je nach Wahl des theoretischen Hintergrundes in ein Kompetenzmodell eingepasst werden. Die Entwicklung von Kompetenzmodellen folgt wiederum dem strategischen Ziel, feststellbare Kompetenzdefizite im Rahmen der Ausbildung zu beheben (Darmann, 2002; 2005a; 2005b; Wittneben, 2003). Dagegen sind Untersuchungen zu Auszubildenden stärker an Fragen der sie leitenden „subjektiven Theorien“ und ihrer Auswirkungen auf den Lernprozess orientiert (Schwarz-Govaers, 2005). Dabei kommt Schwarz-Govaers am Ende allerdings zu der Feststellung, dass ihre Ergebnisse „nur wenig eindeutige Aussagen über die Unterschiede in den „subjektiven Theorien von Anfängerinnen und Fortgeschrittenen“ erlauben (Schwarz-Govaers, 2005, 566). Holochs Interesse richtet sich auf Fähigkeiten von Auszubildenden, die diese „entwickeln und erwerben sollen“, um Pflegekompetenz zu ermöglichen (Holoch, 2002, S. 121). In diesem Zusammenhang gibt Holoch auch Hinweise darauf, wie sich das Lernen an und mit Ausbildern in der praktischen Ausbildung vollzieht: Lernen erfolge weitgehend durch „die Beobachtung von ‚guten Modellen‘“ (Holoch, 2002, S. 328). Als „Schwachstel-

---

- bieten Gelegenheit der Selbstreflexion

8 In der Kombination liegt der Lerneffekt nicht darin, dass Schülerinnen und Schüler *etwas erklärt bekommen* und dann *irgendwohin geschickt werden*, um das, was sie erklärt bekommen haben, alleine umzusetzen und im nachhinein wieder erklärt bekommen, was sie falsch gemacht haben. Auf diesem Wege lernen sie selten das, was sie lernen sollen: der Handlungsprozess wird zerlegt in Wissen und Tun – ein Können im Sinne des geforderten Ausbildungsziels ist nicht immer die Konsequenz.

le" dieses Lernmodells erweist sich ihres Erachtens die „Schwierigkeit eines Teils der Pflegenden, die ihr Handeln begleitenden Gedanken, das Wissen hinter dem Können, zu versprachlichen" (Holoch, 2002, S. 328).

Für Ertl-Schmuck stellt die Entwicklung einer emanzipativen Handlungskompetenz einen Schwerpunkt der Förderung von personalen Fähigkeiten dar. In ihren Augen lässt sich allein unter dieser Voraussetzung den hohen Ansprüchen an eine angemessene Pflegeausbildung genügen (Ertl-Schmuck, 2000, S. 167/168). Unklar bleibt jedoch, wie konkret zwischen diesem Anspruch und der durch vorgegebene Rahmenbedingungen bestimmten Realität vermittelt werden kann bzw. bereits vermittelt wird.

In dem im Rahmen der qualitativen Evaluation vor dem Hintergrund empirischer Untersuchungen entwickelten Konzept der situativen Praxisanleitung kann man diese als Schwachstelle bezeichnete Schwierigkeit von Ausbildern, ihre personalen Fähigkeiten zu nutzen, allerdings auch positiv einbeziehen. Ressourcenorientiert wird nicht nur danach gefragt, warum sie Teile ihres Wissens nicht versprachlichen können, sondern es wird zunächst erfasst, wo und wie sie diese Vermittlung von Wissen gegenüber den Auszubildenden praktizieren. So ist erkennbar, welche Kompetenzmodelle bereits vorhanden sind, wo sich entsprechend Ansatzpunkte einer pädagogischen Vermittlung im Lernprozess zwischen Ausbildern und Schülern ergeben.

2.1.3. Schlussfolgerungen

Folgende Problemlagen lassen sich erfassen, die eine Praxisanleitung im pflegerischen Handlungsfeld kennzeichnen. Sie geben zugleich Hinweise darauf, wo Ansatzpunkte für eine situativ kontrollierbare Intervention liegen. Diese Intervention ist auch eine Aufgabe der Auszubildenden, stellt also eine übergeordnete Lern- und Arbeitsaufgabe für sie dar. Wenn es ihnen nicht gelingt, in diesem Feld der Anleitung ihre begründeten Interessen einzubringen, stabilisieren sie ihre eigenen Probleme.

Pflegeverständnis

In der Praxisanleitung definiert sich Leistung als messbare Qualität des Lernens aus der subjektiven Perspektive der anleitenden Pflegenden auch darüber, ob der Auszubildende problemlos funktioniert, und d.h. im Wesentlichen das tun kann, was sie/er aus der Sicht der anleitenden Pflegenden tun soll. Je länger sie/er in der Ausbildung ist, desto eher muss sie/er, einem impliziten Lernmodell der anleitenden Pflegenden folgend, auch dazu in der Lage sein, Aufgaben selbständig zu übernehmen. Selbständig meint dabei im Wesentlichen alleine und zielt nicht auf eine pädagogisch orientierte und unterstützende Begleitung. Gelernt wird eine Anpassung.

Positiv gewendet hat Leistung einen Referenzpunkt in dem jeweiligen Pflegeverständnis, das anleitende Pflegende bereits haben und Auszubildende mitbringen. Messbar wird diese Leistung aus dem Blick der Auszubildenden dann daran, ob sie in Bezug auf den professionellen Umgang mit dem Patienten, und das meint für sie die Frage der Menschlichkeit und Pflegetechnik, etwas gelernt haben. Das ist ein Faktor, der auf der Seite der anleitenden Pflegenden indirekt immer vermittelt wird, ohne dass sie sich dessen bewusst sind - ein implizites und explizites Qualitätsmerkmal für pflegerische Leistung. **An diesem Punkt wird eine Lernleistung dann messbar, wenn es gelingt, sich des eigenen Pflegeverständnisses bewusst zu werden und eine Vermittlung zwischen diesem eigenen und dem bereits vorhandenen Pflegeverständnis des Auszubildenden zu suchen:** das meint im Kern pädagogisches Handeln dann, wenn dieses Handeln nicht indoktrinierend und indirekt, sondern offen und reflektiert erfolgt (Ansatzpunkt: Pflegeverständnis).

Kompetenzerwerb

Wenn die Frage der Pflegekompetenz und ihrer Modellierung in der pädagogisch ausgerichteten Pflegeforschung diskutiert wird, ist generell erkennbar, dass auf der einen Seite Defizite pflegerischer Kompetenz erfasst und auf der anderen Seite Konzepte entwickelt werden, wie eine solche pflegerische Handlungskompetenz idealerweise aussehen sollte. Eine Vermittlung zwischen Defizit und wünschenswertem Handeln findet allerdings nicht statt.

Die situative Praxisanleitung stellt konzeptionell eine Vermittlungsebene zwischen Kritik und Ideal dar, indem sie auch nach der Grundlage für diese Kritik und der Perspektive des Ideals fragt. Wenn man so z.B. geplante Anleitungen als Grundlage für eine kritische Einschätzung der ungeplanten, also spontanen Anleitung nimmt, vergibt man sich die Chance, das Potential genau dieser alltagsrelevanten Lernmodelle zu nutzen. Geplante Anleitungen bringen auch deshalb manchmal Probleme mit sich, weil sie einfach nicht in den pflegerischen Alltag zu integrieren sind oder in dem Bemühen, es besonders gut zu machen, holzschnittartig völlig unproduktiv im Sinne eines positiv gestalteten Lernprozesses sind. Es wäre vermutlich erst einmal sinnvoll, eine Begriffsklärung vorzunehmen, die die negative oder positive Konnotation von geplant und ungeplant aufhebt. **Die Bewertung von Anleitung in pflegerischen Handlungssituationen liegt nicht in der Beantwortung der Frage, ob sie geplant oder ungeplant ist, sondern vielmehr in der Frage, ob sie zu einem gewünschten Lerneffekt im Sinne der angestrebten beruflichen Handlungskompetenz führt.** Und auch das kann man nicht eindimensional ableiten, sondern erst im Laufe eines Lernprozesses erkennen. Wenn anleitende Pflegende immer wieder sagen, dass jede Anleitungssituation letztendlich anders, also individuell ist, erfassen sie damit einen Kern des Lernprozesses. Wenn sie entsprechend dann weiter argumentieren, dass man deshalb gar nicht genau sagen kann, was besser und schlechter ist, vertun sie eine Chance, die genau diese Erkenntnis in sich trägt: die Individualität einer Anleitungssituation erkennen und die bereits praktizierten Strategien fördern, also entwickeln und weiter erproben, die diese scheinbare Beliebigkeit durchaus eingrenzen. Dazu bedarf es allerdings erst einmal eine Analyse der bereits praktizierten Strategien – und zwar in einer zweifachen Richtung: aus der Perspektive der Lernenden und der Lehrenden (Ansatzpunkt: Strategien des Lernens und der Lernvermittlung).

Reflexion

Praxisanleitung findet, wie Lernen überhaupt, niemals in einem voraussetzungslosen Feld statt. Die allgemeinen Probleme, die Lernprozesse behindern, finden in der Ausbildung in den Pflegeberufen am Lernstandort Praxis ebenso statt. Drei Faktoren kommen hinzu, die sich in diesem Feld des Lernens negativ verschärfend auswirken:

- **Die Leistungsmessung**: Es existiert bisher kein hinreichend begründetes Konzept, wie und woran eigentlich pflegerische Handlungskompetenz an diesem Lernstandort gemessen werden kann. Die in der Handlungspraxis der Schule zumeist noch gültigen tradierten Prüfungsformen und entsprechenden Notensysteme eignen sich kaum. Praxisprüfungen folgen zumeist einem gefühlten Kompetenzerwerb individueller Prägung (Kooperationsverbund, 2005, S. 559 – 563).
- **Die curriculare Grundlage**: An vielen Schulen der Alten- sowie der Ge-

sundheits- und Krankenpflege existieren oft lediglich selbst entwickelte und nicht veröffentlichte curriculare und fachdidaktische Konzepte von zweifelhafter Qualität[9]. Selbst wenn curriculare und fachdidaktische Entwürfe vorliegen[10] – und das ist für den Ausbildungsstandort Praxis selten der Fall – wird nicht klar ausgewiesen, wie berufliche Handlungskompetenz in komplexen pflegerischen Handlungssituationen gemessen werden kann. Lediglich der Erwerb von Qualifikationen ist curricular und fachdidaktisch im Rahmen von Lernzielformulierungen als Rahmen vorgegeben.

- **Die Definition beruflicher Pflege:** Nach dem gegenwärtigen Stand der Pflegewissenschaft gibt es keine verbindliche Bestimmung des Kerns beruflicher Pflegekompetenz (Remmers, 2000; Bartholomeyczik, 2001; Benner, 1994, Holoch, 2002, S. 67 - 117; Olbrich, 2001; Remmers, 2004; Schwarz-Govaers, 2005, S. 47 - 50). Definitionsversuche reichen von einer eher phänomenologisch ausgerichteten Suche nach dem „Originären der Pflege" (Bartholomeyczik, 2002, S. 7 – 12; Bartholomeyczik, 2003, S. 67 – 106; Kühnert, 2005, S. 46 f.) bis hin zu einer berufspädagogischen Bestimmung von Berufsprofilen (Becker, 2006). Damit fehlt genau das, was in anderen Berufsfeldern eine Kompetenzstufung fachlich und pädagogisch erst begründen könnte: eine verbindliche Definition des Lerngegenstandes.

(Ansatzpunkt: Reflexion der Rahmenbedingungen und Integration ihres Lernpotentials)

---

9 Diese Analyse beruht auf praktischen Erfahrungen im Rahmen einer Reihe von Fortbildungen zum Thema Pflegedidaktik und ihre Umsetzung nach neuen gesetzlichen Vorgaben in den Jahren 2004 und 2005. Dabei wurde diese Form der Curriculumkonstruktion offenkundig. Teilnehmer dieser Fortbildungen waren Schulleitungen und ihre Teams aus dem norddeutschen Raum. Entsprechende Probleme waren erkennbar in der wissenschaftlichen Begleitung von Krankenpflegeschulen bei dem Versuch, Vorlagen für schriftliche Prüfungen zu erstellen.

10 Im Rahmen von Modellprojekten liegen Evaluationsansätze curricularer Entwürfe pflegerischer Grundausbildungen im Rahmen eines fächerintegrativen Ansatzes vor, die erkennen lassen, wie das, was als Zielperspektive im Sinne eines Kompetenzerwerbs ausgewiesen worden ist, auch evaluiert werden kann (Frerichs, 2006; Görres, 2003; Stumpf-Parektny, 2006; Kerngruppe, 2003; Müller, 2003). Die Ergebnisse der Modellprojekte wurden bereits vorgestellt.

2.2. Ergebnisse der qualitativen Evaluation

Die qualitative Evaluation des schulischen Curriculums wurde durch die zentrale Frage geleitet, ob und in welchem Umfang es den Auszubildenden gelingt, die berufliche Handlungskompetenz zu erwerben, die sie benötigen, um in ihrem späteren Berufsleben angemessen entsprechend den ausgewiesenen didaktischen Zielen des Curriculums handeln zu können[11] (Panke-Kochinke, 2004).

Als eine Art Nebeneffekt wurde erkennbar, wie Auszubildende in der Praxis lernen, was sie lernen und wie sie das Gelernte anwenden. Deutlich wurde auch, welche Anleitungsmodelle Pflegende praktizieren. Diese im Nebeneffekt ermittelten Ergebnisse wurden genutzt, um Lernprozesse am Lernstandort Praxis zu rekonstruieren. Das gelebte Konzept der „situativen Praxisanleitung" ergab sich vor diesem Hintergrund.

Die Rekonstruktion der bereits praktizierten Lernprozesse und Anleitungskonzepte bildete die Grundlage, um in der Konstruktion der Lern- und Arbeitsaufgaben die Muster der beruflichen Entwicklungslogik zu integrieren, die sich auf diesem Wege erfassen ließen. Die von Benner und Rauner formulierten Entwicklungsschritte vom Anfänger zum fortgeschrittenen Anfänger konnten auf diesem Wege ergänzt werden.

Folgende Ergebnisse konnten gewonnen werden, die Erkenntnisse über den

11 Um die subjektive Seite der am Lernstandort Praxis anleitenden Pflegenden zu rekonstruieren, kamen im Sinne einer offenen Feldforschung, die auch den Grundprinzipien einer Grounded Theory folgt, eine ganze Reihe von eher unkonventionellen Instrumenten zum Einsatz. Protokolle und Gesprächsnotizen sowie transkribierte Situationsbeschreibungen von als gelungen und misslungen bezeichneten Anleitungssituationen wurden eingesetzt. Vor allem auf der Grundlage dreier Erhebungsinstrumente – mit Gruppendiskussionen und Lerntagebüchern von Schülerinnen und Schülern sowie Fragebögen konnte im Rahmen einer Triangulation qualitativer und quanitfizierender Methoden speziell für das Lernen am Lernstandort Praxis die Perspektive der Schülerinnen und Schüler auf die Anleitungssituationen rekonstruiert werden. Die Gruppendiskussionen wurden auf der Grundlage der rekonstruktiven hermeneutischen Textanalyse (Panke-Kochinke, 2004) ausgewertet. Die Lerntagebücher wurden einer hermeneutisch begründeten immanenten kategorialen Erschließung unterzogen, die ergänzt wurde durch Sequenzanalysen dann, wenn es um die Erfassung von Strukturen innerhalb der Beschreibung von Anleitungssituationen ging. Hinzugezogen wurden auch Reflexionsaufgaben, die den Schülerinnen und Schüler am Ende ihres zweiten Ausbildungsjahres gestellt wurden. Sie sollten ihre Erfahrungen am Lernstandort Praxis schildern und darüber reflektieren, ob und wenn ja wo und wie sie berufliche Handlungskompetenz erworben hatten.

Lernprozess in der Praxis und die Rückwirkungen auf die Konstruktion der Lern- und Arbeitsaufgaben geben konnten.

2.2.1. Das Pflegeverständnis

Das Pflegeverständnis ist zum einen eine theoretische Wissensgrundlage, die im Unterricht am Lernstandort Schule vermittelt wird. Sie ist in ihren Parametern nachvollziehbar und prägt als ethische Konstante und entsprechend ideale praktische Verhaltensdisposition den Umgang des Pflegenden mit einem pflegebedürftigen Menschen. Sie steht somit im Zentrum einer Bestimmung der pflegerischen Beziehung. Das Pflegeverständnis ist zum andern aber immer auch eine implizite Größe und damit Erfahrungshintergrund für Auszubildende und in der Pflege Anleitende. Sie verfügen ebenso wie Dozenten am Lernstandort Schule über ein Pflegeverständnis, das sie nur bedingt explizieren können.

Wenn es in dem curricularen Ausbildungsziel darum geht, dieses Pflegeverständnis dahingehend zu beeinflussen, dass in der Pflegesituation eine kompetente professionelle Nähe vor dem Hintergrund einer ebenso kompetenten professionellen Distanz so ausgelotet werden soll, dass der pflegebedürftige Mensch die menschliche Unterstützung und Hilfe bekommt, die er braucht und nur so lange, wie er sie braucht, dann stellt sich in der Evaluation auch die Frage, wie sich dieses Pflegeverständnis nun im Laufe eines Ausbildungsprozesses entwickelt. Da am Lernstandort Praxis v. a. auch über einen impliziten Erfahrungsinput gelernt wird, der sich in die bereits vorhandenen Wissensbestände einfügt, ging es in der Rekonstruktion des Pflegeverständnisses vor allem um zwei Gruppen: die Auszubildenden und die in der Praxis anleitenden Pflegenden. Folgende Ergebnisse lassen sich festhalten:

Im ersten Jahr der Ausbildung ist deutlich erkennbar, dass die Auszubildenden bereits ein Pflegeverständnis mitbringen, das ihr Denken und Handeln bestimmt: sich um den Patienten so zu kümmern, dass seine Lebensbedingungen trotz der Pflegebedürftigkeit optimal verbessert werden. In dem Bemühen, dieses in die Praxis umzusetzen, scheitern sie bedingt. So werden sie indirekt gezwungen, Strategien der Bewahrung ihrer Ideale zu installieren. Die Umsetzung ihres mitgebrachten Pflegeverständnisses erscheint ihnen dann stark gebunden an die Rahmenbedingungen: man braucht dafür ein gutes Team und eine gute Organisation, damit in einer *schönen* und *angenehmen* Atmosphäre genügend Zeit für das *Reden* mit dem Patienten da ist. Dann macht die Arbeit Spaß. Man braucht Fachwissen, das nicht *zerstückelt* ist, sondern so strukturiert werden kann, dass es in einer ganz konkreten Pflegesituation hilfreich aktiviert werden kann. Man benötigt analytische Fähigkeiten, um die eigenen Gefühle reflektieren, differenzieren, distanzieren zu können – eine notwendige Voraussetzung für die Entwicklung von Empathie, die aus der analytischen Perspektive eine erneute Annäherung erlaubt. Das Pflegeverständnis strukturiert sich also entlang des Parameters: Zeit haben, um mit einem Patienten zu reden und Wissen haben, das man auch individuell umsetzen kann.

Auf einer ersten Stufe des Erwerbs von Personalkompetenz ist erkennbar, dass die Auszubildenden sich ihrem Pflegeverständnis annähern können, weil sie auch Gefühle zulassen können, die mit einem Scheitern in der Umsetzung des Anspruchs zu tun haben, weil sie reflektierbar sind (z.B. Scham, Angst, Hilflosigkeit, Überforderung). Die Reflexion ermöglicht es den Auszubildenden, sich über die emotionale Nähe zum Patienten, dem *Sichkümmern* (Parteilichkeit und Zuneigung begründen dieses Gefühl) erneut ihrem Pflegeverständnis anzunähern. Sie müssen sich nicht durch Belastungsszenarien in eine falsche Distanz flüchten. In einem ersten Schritt wird erkennbar, dass es dabei durchaus sinnvoll ist zu erkennen, dass die eigene Geborgenheit und Sicherheit wichtig ist, um den pflegebedürftigen Patienten nicht als nur dankbar zu begreifen, sondern ihn in dessen Bedürfnissen wirklich zu erreichen. Sicherheit in der Umsetzung von Pflegetechniken durch Routine zu haben, ist dabei hilfreich, aber keineswegs ausreichend. Gleichzeitig ist es wichtig, differenzieren zu können zwischen dem, was man beeinflussen kann und dem, was nicht in der eigenen Macht steht. Dass die Auszubildenden dabei im ersten Ausbildungsjahr dazu neigen, eher andere für die Probleme verantwortlich zu machen, ist eine gute Voraussetzung, um in der gewonnenen Sicherheit auch kritisch die eigenen Defizite sehen zu können. Sie werden als lernbar erkannt. An diesem Punkt wirkt sich die antizipierend angelegte Problemanalyse in den schulischen Lernsituationen erkennbar günstig aus: die Auszubildenden wissen einfach, dass ihr Problem nicht individuell ist. Erst in einem zweiten Schritt kann es dann von dieser Sicherheitsgrundlage aus gelingen, den Eigenanteil zu bestimmen.

Im zweiten Jahr ihrer Ausbildung thematisieren die Auszubildenden v. a. ihr Pflegeverständnis aus einer kritischen Haltung im multiprofessionellen Team. An dieser Stelle wird deutlich erkennbar, in welchem Umfang sich das Pflegeverständnis der Dozenten auf das pflegerische Selbstverständnis der Auszubildenden zumindest theoretisch auswirkt. Ganz praktisch – und das lässt sich erneut in den Lerntagebüchern erkennen – handeln die Auszubildenden allerdings bereits in ihrem pflegerischen Selbstverständnis, in dessen Mittelpunkt die Patientenorientierung steht, anders und nehmen Partei für den Patienten. Die fehlende Menschlichkeit und Beratungskompetenz im Umgang mit Patienten, weniger die ärztliche Kompetenz, ist es, die für sie aus pflegerischer Sicht durchaus kritisierbar wird. Sie wenden dabei gelernte Strategien der Kommunikation an, schätzen realistisch ihre eigene Rolle ein und versuchen, Handlungsmöglichkeiten innerhalb der bestehenden Hierarchien zu gehen. Das bezieht sich auf eine Kritik an der ärztlichen Visite, das bezieht sich aber auch auf den Umgang von Ärzten mit Patientinnen und Patienten während einer medizinischen Untersuchung. Erkennbar wird an dieser Stelle, wie es Auszubildenden gelingt, trotz eines theoretisch untermauerten Pflegeverständnisses, dass sich klar an der ärztlichen Kompetenz bricht, ganz praktisch zu erfassen, wo und wie sie als „Anwalt" der Patienten durchaus berechtigt Einfluss ausüben können. Das ist eine berufspolitische Handlungskompetenz. Auch wenn es in der Schule also nicht gelingt, die „Geschichte der Krankenpflege" vor dem Hintergrund eines modernen Professionalisierungsbedarfs zu integrieren, so gelingt das doch zumindest praktisch. Es wäre im dritten Ausbildungsjahr darauf zu achten, diese Erfahrungen der Auszubildenden zu integrieren.

Im Laufe einer dreijährigen Ausbildung verändert sich also das Pflegeverständnis der Schüler. Folgende Determinanten der Entwicklung sind zusammenfassend für das erste Ausbildungsjahr zu erkennen.

- Im ersten Ausbildungsjahr ist das moralisch begründete „Helfen-wollen", die Fürsorglichkeit gegenüber den Patienten, eine Ausgangsbasis, um Empathie zu erwerben. Das unausgelotete Distanzverhältnis gegenüber den Patienten ist ein Ansatzpunkt, um Erfahrungen der Nähe zu reflektieren und Strategien der professionellen Distanz lernen zu können.
- Die Diskrepanz zwischen theoretischem Wissen und seiner praktischen Umsetzbarkeit wird als Spagat erlebt. Deutlich wird, dass das, was man sich wünscht, das, was wissenschaftlich begründet wird und das, was letztendlich in der Praxis umsetzbar ist, oft voneinander abweichen. Der problema-

tische Theorie-Praxis-Transfer ist ein wesentlicher Ansatzpunkt, um Wege des Kompromisses zu finden.

Folgende Determinanten sind für das zweite Ausbildungsjahr zu erkennen:

- Standardisierung und individuelle Behandlung des Patienten werden als einander ergänzende Variablen eines angemessenen pflegerischen Umgangs definiert und begrenzt umgesetzt.
- Im zweiten Ausbildungsjahr bleiben Probleme eines unausgeloteten Nähe-Distanz-Verhältnisses gegenüber den Patienten bestehen. Der Selbstfürsorgeanteil allerdings wächst und kann als Ausgleichselement der Distanz genutzt werden. Der Pflegeprozess als Problemlösungsprozess wird als ein probates Mittel der Intervention erkannt. Die Ressourcenorientierung wird als Zielperspektive integriert.

Welche Konsequenzen haben diese Ergebnisse für die Konstruktion von Lern- und Arbeitsaufgaben im Rahmen eines entwicklungslogisch zu begründenden Praxiscurriculums?

1. Es ist wesentlich, die implizit positive Ausgangslage der Auszubildenden in Bezug auf ihr Pflegeverständnis zu fördern, indem sie in ihrem Bemühen um eine personenbezogene Pflege unterstützt werden. Pflegetechniken sind für sie nur so gut, wie sie eine Zugriffsmöglichkeit auf die Individualität des Patienten zulassen. Ganzheitlichkeit manifestiert sich in der individuellen Anwendungsmöglichkeit. Und diese Ganzheitlichkeit in der individuellen Umsetzung stellt für sie eine Zugriffsmöglichkeit auf den Patienten als pflegebedürftigen Menschen dar.
2. Es ist wichtig, gleich zu Beginn der Ausbildung die kommunikative Kompetenz der Auszubildenden im Umgang mit den Teams zu fördern. Nur so können sie ihre Bedürfnisse angemessen und das heißt begründet formulieren und Wege finden, sie auch umzusetzen.

2.2.2. Der Kompetenzerwerb

Vor dem Hintergrund eines Theorie-Praxis-Transfers stellt sich die Frage, welche schulischen Lerninhalte sich wie im praktischen Handlungsvollzug wieder finden. Das ist ein Ansatzpunkt, um Aussagen über mögliche Transferwege zu beschreiben. Den Blick der Auszubildenden und den Blick der anleitenden Pflegenden zu rekonstruieren, ist ein methodischer Zugriff dafür. Vor diesem Hintergrund lassen sich Aussagen darüber treffen, welche Entwicklungsschritte im Lernprozess vollzogen werden. Die Rekonstruktion dieser Transferleistung wiederum ist ein Indikator, um Parameter aufzufinden, die die berufliche Entwicklungslogik begründen.

Im ersten Jahr der Ausbildung lassen sich folgende Wege des Kompetenzerwerbs im Transfer zwischen schulischem und praktischem Wissen erkennen:

- **Methodische Transferleistungen**: Die Arbeit in Gruppen am Lernstandort Schule hat eindeutig eine Vorbild- und Transferfunktion für die Praxis. Sie öffnet das Tor für eine Methodenkompetenz. In der Gruppe kann man lernen, sich aufeinander zu verlassen und gleichzeitig Verantwortung zu übernehmen. Das ist im Prinzip auch ein Einschätzungsmaßstab für eine gelingende oder scheiternde Teamarbeit.
- **Entwicklung von Personalkompetenz**: Erkennbar wird die langsame Entwicklung einer Personalkompetenz, die durch Abgrenzung von und dem gleichzeitigen Näherrücken an die eigenen Gefühle gekennzeichnet ist. Sie entwickelt sich aus einer praktischen Erfahrung, wenn Reflektion und Analyse erkennbar strukturierend eine als problematisch empfundene Erfahrungssituation reflektierbar machen. Dass es sich um eine erste Stufe der Entwicklung einer Personalkompetenz handelt, wird deutlich in einer Palette von Problemen, die damit verbunden sind: Selbstüberschätzung, ein falsches Verständnis von Empathie und die Schwierigkeiten, ein als zerstückelt empfundenes Wissen auf eine konkrete Handlungssituation anzuwenden sind Ausdruck der Probleme. Als zerstückelt wird das schulische Wissen empfunden, weil die in einer Situation auftretenden Probleme v. a. im Umgang mit den Patienten immer in einer Kombination von Krankheitsbildern seelischer und körperlicher Art und einem seelischen Ungleichgewicht auftreten, dass Expertise, also Expertentum verlangt. Positiv ist es jedoch, dass

dieses Defizit bemerkt und ein Lernbedarf an die anleitenden Pflegenden und die unterrichtenden Dozenten angemeldet wird.

- **Pflegerisches Fachwissen und Spiralcurriculum**: Das in der Schule vermittelte pflegerische Fachwissen wird von den Auszubildenden reflektiert in der Praxis eingesetzt. Vor allem der Einsatz pflegerischer Techniken, die Antizipation von Problemen, die Umsetzung von Kommunikationsstrategien gehören dazu. Als eine Voraussetzung für den Erwerb von Schlüsselqualifikation erweist sich dabei die Kommunikationsfähigkeit. So gelingt es den Auszubildenden über gezielte Fragen das, was sie noch nicht wissen, aber für die Praxis benötigen, zu ergänzen. Das ist zunächst auch der wichtigste Weg um die bestehenden Anpassungsprobleme der beiden Lernstandorte zu verringern. Auf diesem Wege kristallisieren sich auch die Lernbereiche des Wissens heraus, die in der Praxis selbst gut und angemessen gelernt werden können. Dass dabei immer wieder Wissensdefizite für die Auszubildenden erkennbar und für sie schwer auszuhalten sind, ist ein Problem, das sich kaum lösen lässt. Für die Schüler liegt die Ursache dann in der Konstruktion des Curriculums als Spiralcurriculum.

Im zweiten Jahr der Ausbildung lassen sich folgende Wege des Kompetenzerwerbs im Transfer zwischen schulischem und praktischem Wissen erkennen:

- **Zusammenhangswissen**: Die Auszubildenden wissen, dass Pflegeplanung eine zentrale pflegerische Aufgabe ist, die man auch in der Schule immer wieder üben muss. Sie erkennen auch ihren Lernbedarf und nennen das „praktisch" und „hilfreich". Problematisch wird es für einen Teil der Auszubildenden allerdings dann, wenn es darum geht, den Zusammenhang zwischen pflegetheoretischen Überlegungen, dem Pflegeprozess und dem Stellenwert der Pflegeplanung in diesem Problemlösungsmodell herzustellen. Ebenso schwierig ist es für sie, das Thema „Qualität" angemessen für sich umzusetzen. In der Angabe der Kompetenzen, die sie für sich in diesem Bereich formulieren, wird erkennbar, dass es eher um Puzzleteile für ein anwendungsorientiertes Handeln geht. Was sie aus ihrer bisherigen praktischen Erfahrung allerdings genau nachvollziehen können – und das wird auch in den Lerntagebüchern als Lernerfolg registriert – ist der **Stellenwert des Themas Zeitmanagement im Rahmen des Pflegemanagements**. Sie erfassen klar, warum Arbeitsprozesse im Krankenhaus, und vor allem in der somatischen Pflege, unter Zeitdruck ablaufen, obwohl nicht immer ein hohes Arbeitsaufkommen vorliegt. Diese Beobachtung machten sie auch bereits im ersten Ausbildungsjahr, allerdings erklärten sie sich dies eher aus der persönlichen Unfähigkeit v. a. der Stationsleitungen. Im zweiten Ausbildungsjahr gelingt es ihnen zunehmend, einzelne Faktoren herauszukristallisieren, die im Rahmen des Zeitmanagements förderlich oder behindernd wirken. **Eine genaue Abstimmung der Arbeitsprozessorganisation ist für sie ein entscheidendes Kriterium für eine gelingende Organisation**. Es wäre vermutlich sinnvoll, die Auszubildenden im dritten Ausbildungsjahr mit der Aufgabe zu konfrontieren, die Arbeitsprozessorganisation „ihrer" Station unter diesem Aspekt zu analysieren und Verbesserungsvorschläge zu formulieren. Erkennbar wird in den Lerntagebüchern und aus dem Blickwinkel der Praxisanleiterinnen und –anleiter, dass sie bereits Wege und Möglichkeiten suchen und finden, **Patientenorientierung, die eine flexible Zeitplanung voraussetzt, in ein engmaschiges Zeitnetz zu integrieren.**

- **Einfordern des Lernbedarfs**: Die Auszubildenden fordern nicht nur in ihren Praxiseinsätzen laut Rückmeldung der Praxisanleiterinnen und -anleiter ihren Lernbedarf ein, sondern sie tun das auch in der schulischen Ausbildung. Schmerzmanagement, der Umgang mit Sterben und Tod, Supervision und Argumentationsstrategien in Konfliktsituationen sowie medizinische Grundlagen gehören dazu. Sie sind in der Lage zu erfassen, dass und was sie benötigen, um für sie erkennbare praktische Problem zu lösen und/ oder besser verstehen zu können. Sie suchen v. a. nach Instrumenten bzw. Werkzeugen dafür. Erneut ist eine der zentralen Fokussierungen die Kommunikation. **Die Kommunikationsfähigkeit als Ausdruck einer sozialen Kompetenz ist aus der Sicht der in der Pflege Anleitenden für die Auszubildenden das zentrale Mittel, um ihre pflegerische Arbeit zu gestalten.** Sie ermöglicht aus ihrem Blick eine vergleichsweise schnelle Lernfähigkeit. Sie ermöglicht eine Selbständigkeit, die getragen ist von der Fähigkeit, die angemessenen Fragen zu stellen und sich so aktiv in das Arbeitsgeschehen einbringen zu können. Sie korrespondiert mit einer wachen, aktiven, engagierten und motivierten Haltung der Arbeit gegenüber. Einfühlsamkeit, ein Gespür gegenüber den Problemen und Ressourcen der

Patienten, beschreibt eine pflegerische Grundhaltung, die in der Kombination mit Umsicht, Offenheit und zunehmender Sicherheit aus der Sicht der Praxisanleiterinnen und –anleiter Empathiefähigkeit vorbereitet. Mit dieser Wertung korrespondiert die Sicht der Auszubildenden in der Einschätzung ihrer eigenen Fähigkeiten. Für sie ist es nicht mehr unbedingt der Aspekt einer Kommunikation mit einem somatisch erkrankten und geistig ansprechbaren Patienten, der Probleme bereitet und auch klassische Krankheitsbilder der psychiatrischen Pflege stehen nur noch bedingt im Mittelpunkt. Sie erfassen, dass sie auf zwei Ebenen der Kommunikation Unterstützung benötigen: auf der Ebene der Teamkonflikte innerhalb und außerhalb der Pflege und im Umgang mit Menschen, mit denen man sich nicht unbedingt durch eine argumentativ unterlegte Sprache verständigen kann, weil sie eine andere „Sprache" sprechen: Behinderte, Aphasieerkrankte, fremdsprachige Mitbürger, dementiell erkrankte Menschen, die einen pflegerischen Beratungs- und/oder Hilfebedarf haben. An diesen beiden Punkten steigt ihr Interesse an Unterrichtsinhalten. Sie fordern ihren Lernbedarf ein.

- **Vernetzungsfähigkeit:** In der Wahrnehmung pflegerischer Probleme, in der Einforderung ihres Lernbedarfes und in der Einschätzung der Methoden, die sie im Unterricht präferieren, sind sich die Auszubildenden weitgehend einig. Deutliche Differenzen – und hier ist eine Affinität zur Erkenntnis der Problemlösungswege erkennbar – bestehen jeweils in einer Lerngruppe in der Fähigkeit, Vernetzungen komplexerer Art zu leisten. So ist z.B. die Verbindung zwischen chronischer Erkrankung, dem salutogenetischen Modell Antonovskys und ihrer jeweils konkreten Umsetzung auf ein spezifisches Krankheitsbild deutlich begrenzt. Entsprechende Differenzen ergeben sich auch in der Reflexionsmöglichkeit ethischer Probleme. Es ist nahezu allen Auszubildenden deutlich, dass die Reflexion ethischer Fragen das pflegerische Handeln entscheidend mitbestimmt. Sie diskutieren das auch am Beispiel der PEG- Sonde, dem Umgang mit Behinderten, dem Thema Fixierung und dem Thema Sterben und Tod. Sie sind aber auch und vor allem emotional berührt. Sie wollen begreifen, wie sich das Gegenüber fühlt. Und sie versuchen, eine eigene Position nicht nur zu finden, sondern auch zu begründen. Deutlich erkennbar wird in den Lerntagebüchern, dass es immer noch und gerade das Thema **Sterben und Tod** ist, mit dem sie Schwierigkeiten haben. **Sie spüren ihre Hilflosigkeit und das ist sicherlich ein**

Lernerfolg. Sie reflektieren also das echte Problem. Und sie kommen weitgehend damit zurecht. Wenn es so z.B. um die Erfahrung einer Fixierung geht, dann bemühen sie sich auf unterschiedliche Weise ihren Standort dazu zu definieren. Sie beschreiben sehr genau, was sie merken. Sie gehen in den Selbstversuch, um zu spüren, wie ein fixierter Patient sich fühlt. Sie wissen, dass eine Fixierung auch aus der Sicht des Patienten Vorteile haben kann trotz der scheinbaren Unmenschlichkeit. Aber sie sehen nicht die Zusammenhänge zwischen diesen verschiedenen, emotional sehr berührenden Situationen. Diese könnten sich prinzipiell über die ethische Haltung herstellen, die einem individuellen Grundmuster folgt. Und genau da sind bei den Auszubildenden keine gemeinsamen Lernfortschritte zu erkennen, sondern je nach individueller Disposition höchst unterschiedliche Umgangsweisen. Es wäre eine zentrale Aufgabe für das dritte Ausbildungsjahr, diese emotionale Berührtheit im Umgang mit Extremsituationen von dieser individuellen Grundlage aus, die jede Schülerin und jeder Schüler mitbringt, noch einmal genauer zu betrachten. Hier sind eindeutig individualisierte Handlungsstrategien zu fördern.

- **Transferfähigkeit**: Ein Problem ist aus der kritischen analytischen Distanz von außen erkennbar, das im dritten Ausbildungsjahr noch einmal in den Blick rückt: die Frage der Transferierbarkeit von zentralen Problemen und ihrer Lösungsmöglichkeiten im Rahmen exemplarisch ausgewählter Inhalte. Vor dem Hintergrund der von den Auszubildenden ausgeführten Kompetenzen wird deutlich erkennbar, dass der Aspekt des Transfers und der Exemplarik zumindest auf der schulischen Ebene nicht wirklich gut funktioniert. Es schleicht sich mehr oder weniger ein Begriff von Kompetenz ein, der über Inhaltskategorien transportiert wird. Den Auszubildenden gelingt es so zwar, Probleme in der Praxis wieder zu erkennen und die Sinnhaftigkeit z. B. von Pflegetechniken in der Anwendung zu reflektieren; es ist aber nicht zu erkennen, dass sie eine Transferebene erreichen. Erkennbar wird auch, dass Labilisierung als Lernanschub über eine echte Problemstellung im Unterricht auftreten kann, aber nur bedingt genutzt wird (Probleme in der Klasse und Techniken der Problemlösung). Ein zweites Problem tritt auf, wenn die Problemstellung einer Lernsituation auch aus der Sicht der Dozenten zu umfangreich und komplex ist. Hier findet eine Reduktion auf die Inhaltsebene statt (z.B. Katheterisieren und Urinbeobachtung wenn es um den komplexen Zusammenhang pflegerischer Tätigkeiten in der ambulanten Pflege geht). Im dritten Ausbildungsjahr müsste ein Ansatzpunkt gefunden werden, um sich von dieser Inhaltsfixierung als Sicherungsanker zumindest bedingt zu lösen. Das ist eine didaktische Aufgabe für die Dozenten, nicht für die Auszubildenden. Sie ist auch wichtig, um das Curriculum von innen heraus, also in Bezug auf Erneuerung der Lernsituationen, zu fördern.

- **Personale Kompetenz**: Der Einfluss der in der Praxis Anleitenden auf die personale Kompetenzentwicklung der Auszubildenden ist über den Schülerblick der Lerntagebücher zu erahnen. Es wäre zu fragen, wie groß die Abhängigkeit der Vermittlung personaler Kompetenzen von den jeweiligen Vorbildern in der Schule und in der Praxis tatsächlich ist und welche Korrekturfunktion dann ein Curriculum überhaupt haben kann. Zwischen Angst, Erschrecken, Hilflosigkeit, Unsicherheit, Überforderung, Misstrauen und Unverständnis suchen Auszubildende nach Sicherheit, die eine Ausgangsbasis für ihr situatives Handeln ist. Wenn die Auszubildenden dabei vermehrt auf Kompensationsstrategien der emotionalen Nähe zum Patienten zurückgreifen, um Arbeitsplatzprobleme zu regulieren, dann kann sich darin auch die Schwierigkeit spiegeln, die in dem Arbeitsplatz selbst liegen. Die Fähigkeit, Vergleichshorizonte wahrzunehmen und ihr konkretes Handeln daran auszurichten, ist ein hilfreicher Weg, um diese emotionale Schieflage aufzulösen. Das Ausloten des Nähe-Distanz-Problems ist dabei zentral. Die Auszubildenden wissen, dass sie pflegerische Techniken beherrschen, die auf dem neusten Stand der Wissenschaft sind. Sie haben auch ein ausgeprägtes pflegerisches Selbstverständnis, das ihnen ethische Grundlagen für ihr Handeln gegenüber dem Patienten gibt. Sie benötigen aber durch das Lernen am Modell auch die angemessenen Vorbilder, um diese beiden Aspekte situativ angemessen verbinden zu können. Und genau das ist ein Problem, wenn die entsprechenden Vorbilder fehlen. Es ist die Frage der angemessenen Distanz, also der Empathie, die ausgelotet werden muss. Und dazu brauchen sie eindeutig Vorbilder in der Praxis. Ihre Reflexionsfähigkeit und ihre Problemlösungsfähigkeit werden durch eine gute Wahrnehmungsfähigkeit unterstützt. Sie ermöglicht prinzipiell Transferleistungen. Kommunikation ist eine wichtige Grundlage dafür. Berufliche Empathie allerdings lernen die Auszubildenden möglicherweise nur, wenn sie diese Vorbilder haben bzw. wahrnehmen können. Selbstverständlich ist dabei vorauszusetzen, dass sie dafür über ihre Sozialisation mit unterschiedlichen Grundlagen ausgestattet sind. So gewinnen sie Selbstbewusstsein, indem sie sich von ihrer Familie lösen und neue Beziehungen eingehen können. Sie müssen damit umgehen lernen, dass Angehörige nicht immer das sind, was sie sich in ihrem Familienbild vorstellen. Und sie müssen dann Modelle entwickeln, wie sie diese Erfahrungen in ihr berufliches Selbstverständnis integrieren können, ohne den Patienten eine Ersatzfamilie zu präsentieren.

2.2.3. Die Anleitung

Lernen am Lernstandort Praxis vollzieht sich vor dem Hintergrund einer Einschätzung der Arbeitssituation als ein Ort, der Lernen ermöglicht oder verhindert. Eine als gelungen erlebte und eine als misslungen erlebte Lernform ist aus der Sicht der Auszubildenden geprägt durch die vermittelte Wertschätzung der Arbeit, die wiederum von den Rahmenbedingungen abhängt. Diese als gelungen oder misslungenen erlebten Lernformen bieten einen Anhaltspunkt, um erfassen zu können, was Auszubildende im Rahmen der beruflichen Entwicklungslogik an Unterstützung benötigen, um Kompetenzen zu erwerben und das heißt auch den Raum dafür zur Verfügung gestellt zu bekommen, um schulisches Wissen und Können in die Praxis so zu implementieren, dass sie damit für sich einen Lernerfolg verbuchen können.

Aus der Perspektive der anleitenden Pflegenden ist Anleitung etwas, was sich prinzipiell in der Anwendung bestimmter Anleitungsformen im Ablauf der dreijährigen Ausbildung nicht verändert. Es gibt für sie geplante und ungeplante Anleitungen. Die geplanten Anleitungen laufen methodisch vergleichsweise stereotyp ab. Die Anleitungen folgen zumeinst der Handlungsabfolge - beobachten – vormachen – unter Anleitung selbst machen – kontrollieren. Das Ziel ist es, den Auszubildenden dazu zu befähigen, eine pflegerische Technik angemessen umzusetzen. Dabei verändert sich der Gegenstand, der im Mittelpunkt der Anleitung steht. Das Erlernen pflegerischer Techniken steht im Mittelpunkt. Deren individuell eingeschätzter Komplexitätsgrad bestimmt die Notwendigkeit, sie zum Gegenstand einer Anleitung zu machen. So treffen auf der Seite der Auszubildenden und der Anleitenden bisweilen unterschiedliche Anspruchsniveaus und Erwartungshaltungen in Bezug auf eine Anleitungssituation zusammen.

Die Perspektive der Auszubildenden

Für das 1. Ausbildungsjahr lassen sich aus der Sicht der Auszubildenden auf der Grundlage von Gruppendiskussionen und Lerntagebüchern folgende Parameter zusammentragen, die die Anleitungssituation bestimmen:

Die Wertschätzung der Arbeit: Lernformen in der Praxis sind aus der Sicht der Auszubildenden auch abhängig davon, wie anleitende Pflegende selbst ihre pflegerischen Tätigkeiten einschätzen. Je nach Wertigkeit werden Auszubildende in dem Erlernen bestimmter pflegerischer Tätigkeiten mehr oder weniger unterstützt. Pflegerische Tätigkeiten unterliegen also einem impliziten Wertekanon. Es ist erkennbar, dass diese „subjektiven" oder auch impliziten Theorien von Pflegenden ein Muster von Wertigkeiten auch im Hinblick auf das beinhalten, was sie selbst für anleitungswert halten. Der Wertigkeit von Anleitung unterlegt ist so vermutlich auch ein an die eigenen Erfahrungen in der Ausbildung angelehntes Verständnis von Anleitung und eine Hierarchisierung von theoretischen Wissensbeständen v. a. auch aus dem medizinischen Bereich.

Die Zeiten: Fehlende Zeit ist ein Argument der Pflegenden dafür, dass keine Anleitung stattfinden kann und eine Realität in einigen pflegerischen Fachbereichen. Nun kombiniert sich aus der Sicht der Auszubildenden aber keineswegs immer die fehlende Zeit als Argument mit der Zeitnot als Realität. In der realen Zeitnot finden Anleitungssituationen immer dann statt, wenn ein Pflegender spontan Lust oder Interesse hat oder sich dafür verantwortlich fühlt, dass eine Schülerin oder ein Schüler etwas lernt. Sie/er muss mitkommen und erfährt dann, wie Anleitung und Arbeitsteilung positiv funktionieren kann. Arbeitsteilung meint dabei nicht das übliche Prinzip: „Ich zeige dir, wie es geht und dann machst du es in Zukunft alleine", sondern ein gemeinsames Arbeiten, indem die Arbeit angemessen verteilt und die Anforderungen situationsgerecht bewältigt werden. Kennzeichen einer solchen gelungenen Anleitungssituation ist die Zufriedenheit und Bestätigung, die von beiden Seiten formuliert wird. In der fehlenden und verlorenen Zeit verortet werden die Patientenkontakte, die über ein routinemäßiges Normalmaß hinausgehen. Das wird Auszubildenden negativ als Unfähigkeit angerechnet. Argumente sind selten gefragt. Auch wenn objektiv genügend Zeit vorhanden ist, gelten diese Zeitregeln. Überforderung und Hilflosigkeit auf der Seite der Auszubildenden verbinden sich so sehr schnell zu einer mehr oder weniger funktionsfähigen Routine. Bei dem Umgang mit Tod und Sterben kippt diese Zeitfront in die eine oder andere Richtung und kombiniert sich mit der Angst vor dem *Alleine- gelassen- werden*. Anleitung findet statt im Umgang mit einer Leiche. Im Rückblick auf eigene Erfahrungen wird auch danach gefragt, wie es dem Auszubildenden geht. Beides läuft aber vergleichsweise abgetrennt voneinander ab und wird auch so wahrgenommen. Während das konkrete Problem der Schülerin/des Schülers irgendwo zwischen der Funktionalität einer Leichenversorgung und existentieller Angst vor dem Sterben liegt, ist das genau die Form der Anleitung, die sie bekommen. Der Tod, der die Regeln der Zeit markiert und gleichzeitig außer Kraft setzt, wird in den Zeitablauf eines Klinikalltages integriert und gleichzeitig als existentielles Erleben vermittelt, dem man selbst allerdings in einer Art double bind hilflos gegenübersteht. Das ist die Erfahrung, die in nicht gelungenen Anleitungssituationen vermittelt wird.

Die Räume und Orte: Auszubildenden werden in ihrer praktischen Ausbildung Handlungs/spiel/räume zugewiesen. Es verunsichert sie, wenn sie nicht wissen, wie diese Handlungsräume begrenzt werden oder/und merken, dass diese Grenzen immer wieder verschoben werden. Sie lernen Orte der Arbeit kennen, die nicht mit den zugewiesenen Handlungsräumen übereinstimmen müssen. Als gelungen wird eine Anleitungssituation erlebt, die genau dieses Gleichgewicht von Handlungs/spiel/raum, Arbeitsort und Person als dritte zentrale Konstante halten können. Das ähnelt einem Erziehungs- und Lernprozess, der zwischen Über- und Unterforderung genau das richtige Maß an Zumutung praktiziert. Die Orte des Lernens sind so zwar eindeutig auf die Orte bezogen, an denen Pflege am häufigsten stattfindet, also jeweils da, wo der Patient sich aufhält; sie differenzieren sich aber eindeutig nicht nach der Häufigkeit einer Handlung und damit ihrer Wiederholung. Sie differenzieren sich als Lernstandorte auch in einer fachspezifischen Systematik, die eindeutig ein anderes Lernen und Anleiten in der Somatik und in der Psychiatrie identifiziert.

Die Lernformen: Aus der Perspektive der Auszubildenden fördert das Lernen am Lernstandort Praxis die berufliche Handlungskompetenz dann, wenn

1. man eine Praxisanleitung bekommt, die Sicherheit vermittelt und man so den Arbeitsplatz und seine Struktur im Laufe der Zeit kennen lernen kann. Vertrauen und Verlässlichkeit in einem Pflegeteam sind grundlegend dafür.
2. man Spaß an der Arbeit hat, weil die Arbeitssituation angenehm (locker und geordnet) ist. Dazu gehört, dass der Zusammenhalt im Team auf der Station

einen reibungslosen Tagesablauf garantiert, weil die Stationsplanung transparent und Übergabe geordnet erfolgt.
3. man die Verantwortung gegenüber den Patienten, die eine wesentliche Grundlage des Pflegeverständnisses ist, umsetzen kann. Pflegeplanung und Pflegedokumentation sichern dabei die Qualität. Kommunikation mit allen am Pflegeprozess Beteiligten ist eine Grundlage und Voraussetzung dafür.
4. es ermöglicht wird, sich aus dieser Verantwortung heraus um die Patienten zu kümmern, Pflegende ihnen Verständnis für die Umsetzung ihrer Ausbildungsziele entgegen bringen und so eine gute Lernatmosphäre entsteht.
5. die kommunikativen Kompetenzen eingesetzt werden können, um die Arbeitssituation im Team mitzugestalten und die eigenen Bedürfnisse einzubringen und zu begründen.

Die Vermittlung zwischen den Lernstandorten: Zentral aus der Schülerperspektive ist die auch bedrohliche Erfahrung, dass für sie viele Probleme in ihrer Ausbildung dadurch entstehen, dass die Vermittlung zwischen den beiden Lernstandorten Schule und Praxiseinrichtung und ebenfalls innerhalb der einzelnen Lernstandorte nicht gut funktioniert. Absprachen werden nicht getroffen, nicht eingehalten, lassen sich durch eine fehlende Organisation am Arbeitsplatz und in der Schule nicht umsetzen. Auf der Ebene der gewählten Metaphern wird der Grad der Bedrohung, der für Auszubildende entsteht, erkennbar. Sie fühlen sich, als würden sie *zwischen den Stühlen* sitzen. Die Praxis erscheint ihnen als *Granit*. Man muss *in das kalte Wasser springen* und möchte eigentlich lieber *im eigenen Haus* bleiben. In der Schule wird *eine geballte Ladung Theorie* vermittelt, man *hängt in der Luft* und möchte, dass *das zerstückelte Wissen* in einer *Anatomie des Körpers* erkennbar geordnet wird. Trotzdem – und das lässt sich aus den Situationsbeschreibungen erkennen – handelt es sich weitgehend um organisatorische Probleme in einer Größenordnung, die durchaus lösbar sind. Die Auszubildenden haben dafür bereits geeignete Ansatzpunkte ausgewiesen: Ordnung durch Absprachen und Hilfe durch Anleitung und Begleitung sollen in einem ausgewogenen Maße die Selbständigkeit entwickeln, die man braucht, um Wege der Problemlösung erkennen und umsetzen zu können. Die Ausbildungsziele, mit denen die Auszubildenden durchaus einverstanden sind, sollten i. E. auch den anleitenden Pflegenden in der Praxis bekannt gemacht werden und für diese gültig sein. Ein entsprechendes Handeln danach ist für sie das Zentrum des Respekts, den sie sich wünschen.

Die Kriterien für eine gelingende Ausbildung: Zufriedenheit und Spaß sind für die Auszubildenden Metaphern für eine gelingende Ausbildung an beiden Lernstandorten. Zufriedenheit in der Schule ist verknüpft damit, ob man Wissensstrukturen erkennen und in einer Lernsituation damit das zentrale pflegerische Problem sichtbar machen kann. Das ist eine Voraussetzung, um Wege der Problemlösung zu antizipieren. Ein Problem ist darin zu sehen, dass nicht unbedingt die scheinbare Klarheit eines pflegerischen Problems, z.B. die Reduktion auf ein körperliches Problem des Patienten und ein eindeutiger Lösungsweg, die Anwendung einer Pflegetechnik, Zufriedenheit generell als ein Qualitätsmerkmal der Ausbildung erscheinen lassen. Spaß macht die Ausbildung in der Schule dann, wenn man möglichst selbständig z.B. in der Gruppe gemeinsam etwas erarbeiten und methodisch abwechslungsreich auch präsentieren kann. In der Praxis hängt der Spaß an der Arbeit sehr stark mit dem Umgang des Teams untereinander und dem Zeitmanagement auf der Station zusammen. Ein dritter Faktor, der für die Schüler in einem inhaltlichen Bezug dazu steht, ist die Ermöglichung von verantwortungsvoller Arbeit, die auch ohne Anleitung durchgeführt werden kann. Die verbindende Kategorie ist die Unterstützung und Hinführung zur Selbständigkeit durch Respekt und ein ausgelotetes Maß an Verantwortung.

Die Personen: Die Anleitungsqualität, wie sie von den Auszubildenden wahrgenommen wird, ist eindeutig personengebunden. Reflektiert wird aber auch, dass personengebundene Vorzüge bedingt abhängig sind von dem, was sie „Stations- oder Betriebsklima“ nennen. Sie identifizieren damit die stimmungsmäßige Normalität und erfassen so auch die organisatorischen Voraussetzungen. Die personale Kompetenz einer/eines anleitenden Pflegenden wird dabei nicht unbedingt in dem Regelkanon didaktisch wirksamer Funktionen bestimmt, sondern orientiert sich an einem komplexen System von Sympathien. Einflussfaktoren sind das Alter, das Geschlecht, das äußere Erscheinungsbild, die Sprechweise, die beobachteten pflegerischen Qualifikation etc.. Wenn Auszubildende sich also jemanden „aussuchen“ können, der sie anleitet oder jemandem zugeteilt werden, mit dem sie „mitlaufen“ sollen, dann orientieren sie sich an diesen individuellen Passmechanismen. Sie versuchen dann auch aktiv, bestimmte Konstellation herbeizuführen oder zu halten. Anders als am Lernstandort Schule haben und brauchen sie in der Praxis offensichtlich diese Menschen, denen sie vertrauen können. Findet sich in einem Praxiseinsatz keine entsprechende Person, dann wird das Lernen für sie schwieriger. Um den Absolutheitsgrad dieses subjektiven Faktors zu entschärfen, beschreiben sie mögliche Grenzwerte: fachliche Kompetenz wiegt so fehlende Sympathie auf und umgekehrt; Empathie gegenüber den Patienten ermöglicht das Ertragen von „Ungerechtigkeit" der eigenen Person gegenüber ebenso, wie Gerechtigkeit autoritäres Auftreten bedingt rechtfertigt. Auf der Seite der Nichtakzeptanz erscheint dann eigentlich nur die Pflegende und der Pflegende, die sich nur höchst widerwillig in einen Anleitungsprozess begeben oder diesen nutzen, um Autoritätsprobleme abzuwälzen. Und das wiederum reduziert sich eigentlich auf ein Problem: wenn diese Person die zuständige Praxisanleitung ist. In allen anderen Fällen können Auszubildende durch Unterstützung ihrer Schuldozenten lernen, strategisch zu denken und zu handeln und aus dieser engen Autoritätsbindung dann herauszusteigen, wenn sie schädlich ist.

Für das 2. Ausbildungsjahr lassen sich also folgende Erkenntnisse aus der Sicht der Auszubildenden erfassen: Sie weisen generell darauf hin, dass Anleitung von einer Komm- in eine Gehstruktur verwandelt werden kann. Die Auszubildenden sind in der Lage, ihren Lernbedarf einzufordern. Sie lernen am Lernstandort Schule, dass das eine durchaus produktive Lernform ist. Sie lernen, die richtigen Fragen stellen zu können und das ist für sie ein angemessenes Vorgehen in der Praxis.

Vorauszusetzen ist zunächst einmal, dass Auszubildende im Laufe ihrer Ausbildung in vielfältiger Weise durch anleitende Pflegende in der praktischen Ausbildung Lernanregungen bekommen, die für sie hilfreich sind. In einem gestuften Lernprogramm werden sie immer mehr an die pflegerischen Tätigkeiten herangeführt, die auf einem höheren Leistungsniveau liegen. Der Umgang miteinander ist lernförderlich. Kommt ein gut funktionierendes Team hinzu, können Probleme offen angesprochen werden, „kümmert" man sich um die Auszubildenden, ist das Lernen in der Praxis erfolgreich. Das funktioniert jedoch, wie die Beschreibungen der Auszubildenden erkennen lassen, nicht immer gut. Zu berücksichtigen ist in diesem Lernprozess auch immer, in welchem Teil der Ausbildung sich die Auszubildenden befinden. Anfänger haben insbesondere in ihren ersten Praxiseinsätzen auf für sie unbekannten Stationen andere Ansprüche an die Pflegenden, die sie in der Praxis ausbilden als Fortgeschrittene.

Wie schätzen nun die Auszubildenden selbst ihren Kenntnisstand im zweiten Ausbildungsjahr ein und wie bedingt diese Einschätzung den Unterstützungsbedarf, den sie in der Anleitung einfordern?

- Die Schüler wissen, dass pflegerisches Handeln in der Praxis immer einen Sprung von der theoretischen Kenntnis, der Beobachtung hin zum eigenen Handeln bedeutet. Diese Erkenntnis fördert ihre Eigenständigkeit.
- Sie verfügen bereits über Erfahrungen im Umgang mit pflegerischen Alltagssituationen, die für sie redundant sind. In diesem Fall sehen sie sich selbst als weitgehend selbständig an. Pflegetechniken stabilisieren ihren sicheren Umgang in diesen Alltagssituationen. Problematisch bleibt der Umgang mit Empathie in Bezug auf den Patienten insbesondere dann, wenn die eigenen Gefühle nicht mit den ethischen Ansprüchen übereinstimmen (Pflegeverständnis).
- Sie benötigen Hilfestellung durch Anleitung dann, wenn sie mit pflegerischen Handlungssituationen konfrontiert werden, die sie aufgrund ihrer fehlenden Erfahrung nicht gut einschätzen können.
- Anleitung ist eine wesentliche Scharnierstelle, um von der Unsicherheit (Über-, bzw. Unterforderung) in eine Sicherheit (Verantwortung und Vertrauen) zu gelangen.

Auszubildenden können nun vor diesem Hintergrund auch genau die Art der Anleitung definieren, die sie benötigen, um lernen zu können. Als positiv weisen sie aus:

- Zutrauen haben
- Fragen stellen können
- Angemessene Aufgaben übernehmen können
- Eine Situation reflektieren können
- Direkt vermittelt bekommen
- Richtig viel gezeigt bekommen
- Eine gute Resonanz bekommen
- Gemeinsam arbeiten
- Das Gespräch suchen
- In Ruhe erklären

Als negativ empfinden sie demgegenüber eine Anleitung

- In der ihnen nicht viel zugetraut wird
- Die anleitende Person eine unnötige Hektik verbreitet,
- Quasselt und
- Selbstverständliches mehrfach erklärt

Zusammenfassung

Zusammenfassend ist aus der Perspektive der Auszubildenden eines immer zu berücksichtigen: es gibt einen Praxissprung, der nicht einmalig überwunden werden kann, sondern immer dann erneut eintritt, wenn etwas Unbekanntes getan, eine neue Erfahrung gemacht und verarbeitet werden soll und muss (*Zwischen Sehen und unter Anleitung Tun existiert nichts.*). Das kann ihnen niemand abnehmen. Und sie wissen auch eindeutig, dass es keineswegs das gleiche ist, Bewusstsein über ein Problem zu bekommen und professionell damit umgehen zu können *(Es ist einem etwas bewusst geworden, und trotzdem macht es viel mit einem)*. Anleitung bekommt lediglich die Aufgabe, unterstützend das zu vermitteln, was Auszubildende dabei am meisten brauchen: Sicherheit. Deutlich wird auch, dass diese Sicherheit in einem individuell ausgeloteten und das heißt auch für den einzelnen Auszubildenden zugeschnittenen Viereck von Vertrauen, Verantwortung, Selbständigkeit und Verständnis erfolgt. Sicherheit ist ganz eng gebunden daran, sich etwas zuzutrauen und das geht in der pflegerischen Ausbildung nach Ansicht der Auszubildenden nur, wenn diese vier Faktoren gegeben sind. **Diese individuelle Begleitung ausloten zu können, erfordert auf der Seite der anleitenden Pflegenden ein großes pädagogisches Geschick. Sie müssen, viel mehr noch als Dozenten an Schulen, sich in der Situation und mit den Auszubildenden immer wieder neu auf diese individuellen Schwierigkeiten einstellen und sie müssen dabei deutlich erkennen können, was sie dem Auszubildenden zutrauen können und was nicht. Das ist das Zentrum ihres Aufgabenprofils und das ist es auch, was häufig nicht klappt.**

Deutlich erkennbar ist auch das Problem einer misslungenen Anleitung. Unsicherheit korrespondiert in starkem Maße mit Angst und Angst ist gebunden an ein fast schon magisches Viereck des Versagens zwischen Überforderung, Misstrauen, Unverständnis und dem Verlust des Überblicks. Die Überforderung tauchte ja auch bei den Anfängern als eine zentrale Größe auf, die deutlich machte, dass das, was man lernen wollte und das, was man lernen konnte, sich situativ in einer äußerst stressigen Inkompetenz auflöste.

Die Frage, ob eine Anleitungssituation gelungen oder nicht gelungen ist, liegt also für die Auszubildenden im fortgeschrittenen Teil ihrer Ausbildung in der Bewältigung von Situationen, in denen sie mit einer Vielzahl von problematischen Gefühlen konfrontiert werden, weil sie eben noch nicht selbständig in der Lage sind, aus der Erkenntnis eines Problems die angemessenen Handlungsstrategien herauszufinden. Und auch wenn ihnen dieser Schritt gelingt, ist es weiterhin ein Problem, mit den Gefühlen von Angst und Erschrecken fertig zu werden. Sie benötigen Begleitung. Das Thema Distanz und Nähe bleibt im Zentrum ihrer Annäherungsversuche an eine empathische Pflegesituation, die sie ja entsprechend ihrem Pflegeverständnis für zentral halten. Deutlich wird ihnen in dieser Phase der Ausbildung aber auch, dass sie dafür eine Reihe von Hilfestellungen aus dem weiteren Handlungsfeld der Pflege selbst bekommen: Technik und Dokumentation werden als Quellen der Hilfestellung geortet. Zunehmend wichtiger wird für sie die Selbstpflegekompetenz. Offensichtlich haben sie erfahren und sich bewusst gemacht, dass sie sich selbst schützen und pflegen müssen, wenn sie anderen „helfen“ wollen.

Das dritte Ausbildungsjahr bietet in dieser Hinsicht, zumindest was die Anforderungen an die Anleitung betrifft, keine großen Unterschiede zum Ende des zweiten Ausbildungsjahres. Umgekehrt ist auch das Anspruchsniveau der ausbildenden Pflegenden gegenüber diesen Fortgeschrittenen ein anderes. Das heißt aber nicht, dass beide Anspruchsniveaus auch zusammen passen. Während sich Auszubildende gestufte Anleitungskonzepte wünschen, die es ihnen ermöglichen, ihren aktuellen Kenntnisstand in der Pflege zu erweitern und davon ausgehen, dass sie selbst keine Anfänger mehr sind, sondern bereits über Grundkenntnisse der Organisation und pflegerischer Tätigkeiten verfügen, haben anleitende Pflegende zwei einander auch widersprechende Perspektiven, aus denen sie ihre Anleitung strukturieren. Zum einen gehen sie davon aus, dass die Auszubildenden als vollwertige Arbeitskräfte mittlerweile in der Lage sind, Routinetätigkeiten selbständig auszuführen. Zum andern werden sie genau bei diesen Routinetätigkeiten so kontrolliert und eingewiesen, als würde es sich um Anfänger handeln. Missverständnisse sind vorprogrammiert und führen im Extremfall zu einer völlig gestörten Kommunikation: die Schülerin/der Schüler ist „bockig“

und die Anleiterin/der Anleiter ist einfach nur „blöd“. Aus dieser verschobenen Kommunikation entstehen insbesondere auch in Prüfungssituationen für alle Beteiligten schwierige Situationen, die sich kaum auflösen lassen.

Die Perspektive der in der Praxis anleitenden Pflegenden
Praktizierte Anleitungskonzepte

Der Prozess der Anleitung ist geprägt durch eine vielfach variierte Reihenfolge von Handlungen, die aus der individuellen Perspektive einen Problemlösungsprozess (planen, durchführen, reflektieren) durchführen. Nicht immer ist die Antizipation und die Reflexion Bestandteil der Anleitung. Die Anleitung selbst in einer Situation ist durch verschiedene Prozessvariationen gekennzeichnet. Die konkrete Anleitungssituation ist gekennzeichnet durch folgende Elemente, die in sich wiederum variiert werden: etwas besprechen, etwas sagen, etwas erzählen (ganz viel, zu speziellen Sachen), etwas erklären, einen Zettel ausarbeiten, etwas zeigen (strukturiert), nachfragen, dabei stehen und gucken (gezielt), es die Schülerin/den Schüler alleine machen lassen, ihn üben lassen sich dabei selbst zur Verfügung stellen), die Hand führen, dabei über die Schulter gucken, eingreifen, (alles) zusammen machen (gemeinsam machen), im Nachhinein ein Gespräch führen.

Anleitende Pflegende beschreiben drei Konzepte der Anleitung, die sie als **gelungen** erleben, auch und gerade dann, wenn sie realistischerweise an Grenzen der Einflussnahme stoßen.

- In Extremsituationen der Belastung, die durch einen Patienten ausgelöst werden, ist die professionelle Begleitung der Auszubildenden durch anleitende Pflegende dann gut, wenn diese selbst die Situation als belastend einschätzen oder empfinden. In der Erinnerung an die eigene Ausbildung oder vor dem Hintergrund aktueller Erfahrungen wird die Überforderung der Schülerin und des Schülers erkannt. Der Versuch der Reflexion öffnet die Perspektive der Bearbeitung.
- Wenn für die anleitenden Pflegenden erkennbar ist, dass eine Schülerin oder ein Schüler den Praxissprung in eine konkrete Pflegehandlung erstmalig nicht schafft und deutlich erkennbar ist, dass eine seelische Überforderung vorhanden ist, die sich in Angst äußert, entwickeln anleitende Pflegende aus ihrer Sicht hilfreiche Konzepte. Die Frage nach den Ressourcen

der Schülerin/des Schülers, eine ausgewiesene Begleitung vor, in und Reflexion nach der Situation, ist erkennbar. Auch die körperlich/leibliche Präsenz kann eingesetzt werden, im wörtlichen oder übertragenen Sinne ein An-die-Hand-Nehmen. Eine Parallelität zur Pflegebedürftigkeit der Patienten ist erkennbar. Die Schülerin und der Schüler werden zu einer Art Patienten, denen man helfen muss. Ziel der Anleitung ist es, der Schülerin/dem Schüler ein Gefühl für eine Situation zu geben, also ihm einen Zugang zu einer scheinbar unüberwindlich erscheinenden Situation zu eröffnen und ihn damit auch in die Selbständigkeit zu entlassen. Dass das nicht immer gelingen kann, wird anleitenden Pflegenden durchaus bewusst.

- Ob geplant oder nicht: eine Anleitung wird als gelungen erlebt, wenn sie erfolgreich verläuft. Erfolgreich heißt nicht unbedingt, dass die Schülerin oder der Schüler kontrollierbar eine Kompetenz oder Qualifikation erworben hat, sondern erfolgreich misst sich auch daran, dass etwas ohne Widerstand und Probleme abläuft, es klappt, und das eigene Gefühl, etwas angemessen getan zu haben, sich bestätigt. Die Struktur der Anleitung ist dabei unterschiedlich.

Anleitende Pflegende beschreiben auch Konzepte der Anleitung, die aus ihrer Sicht als **nicht gelungen** zu bezeichnen sind. Es sind die Anleitungen, in denen ein unbestimmtes Gefühl bleibt, versagt zu haben oder etwas nicht so gelöst zu haben, wie man es eigentlich lösen wollte. Es ist die Undurchsichtigkeit der Situation des Scheiterns, die als belastend erlebt wird. Eine andere Seite dieser Undurchsichtigkeit der Anleitungssituation liegt in der Schwierigkeit, die Schülerin/den Schüler zu verstehen. Ihre/seine Handlungen verschließen sich der eigenen Logik. Die Situation bleibt unabgeschlossen in der Erinnerung erhalten. Der Schüler/die Schülerin macht etwas falsch und man kann sich nicht genau erklären, warum. Die individuellen Anleitungssituationen verlaufen dabei unterschiedlich. Folgende Konzepte sind erkennbar:

- Wenn eine Schülerin/ein Schüler etwas falsch macht, obwohl sie/er es eventuell auch mehrfach erklärt oder gezeigt bekommt, die Schülerin/der Schüler es zunächst richtig, dann erneut falsch gemacht hat oder/und vorgemacht bekommt, sie/er signalisiert, es verstanden zu haben und es dann immer noch falsch macht, dann ist das eine misslungene Anleitung.

- Eine Variation dieser misslungenen Anleitung besteht nun darin, dass die Schülerin/der Schüler gar nicht einsieht, dass sie/er etwas falsch gemacht hat. Die Reaktion der anleitenden Pflegenden ist dann je nach Persönlichkeitsstruktur und konkretem Hintergrund unterschiedlich. Er/sie wertet die Lernfähigkeit der Schülerin/des Schülers ab, hält ihn für aggressiv und uneinsichtig oder einfach dumm und/oder geht ironisch damit um. Die Ursache wird auf die Seite der Schülerin/des Schülers gelegt. Es stellt sich eine gewisse Hoffnungslosigkeit ein. Entweder man gibt auf oder bleibt am Ball.
- Eine weitere Variation begreift die Schülerin/den Schüler einfach als überfordert. Dann können Konzepte für eine gelungene Anleitung im weiteren Verlauf der Ausbildung angedacht werden.
- Eine dritte Variation weist das falsche Lernen als Teamproblem aus: ein Kollege ist verantwortlich dafür, dass die Schülerin/der Schüler etwas Falsches lernt.

Vor dem Hintergrund dieser impliziten Konzepte, ob sie als geplant oder ungeplant, gelungen oder misslungen beschrieben werden, lassen sich vor allem bereits vorhandene Ressourcen der in der Praxis anleitenden Pflegenden erfassen, die in den jeweiligen Einzelschritten vorhanden sind. Sie werden damit aus der Reihenfolge herausgelöst, die in der Situation beschrieben werden. Diese müssen nun in einem nächsten Schritt mit den impliziten Konzepten verglichen werden, die aus der Sicht der Schülerinnen/der Schüler, in einer Anleitungssituation wahrgenommen werden. Auf der Vergleichsebene wird in beiden Fällen zunächst einmal der Faktor der Handlungsabfolge durchbrochen. So lassen sich ressourcenorientierte Schrittfolgen der Anleitung rekonstruieren, die auf beiden Seiten, der in der Praxis anleitenden Pflegenden und den in der Praxis angeleiteten Auszubildenden, wahrgenommen werden. Das ist der erste Schritt, um aus der Analyse der vorliegenden impliziten Konzepte zur Entwicklung eines Interventionsinstrumentes zu gelangen, dass dann eingesetzt werden kann, wenn aus der subjektiven Sicht etwas falsch läuft.

2.3. Zusammenfassung

Die Anleitungssituation als subjektive Wahrnehmung: die Ressourcen

Fasst man die implizite Wahrnehmung der Anleitungssituation durch die Auszubildenden idealtypisch zusammen, dann lässt sich für den Beginn der Ausbildung ein Positiv- und Negativmodell beschreiben. Im weiteren Verlauf der Ausbildung verändert sich dieses Positiv- und Negativmodell nicht im Hinblick auf die grundsätzliche Einschätzung. Lediglich der Anteil der Reflexionsfähigkeit und damit auch die Verarbeitung von Erfahrungen in die Routine hinein verändern sich. Der Schwerpunkt der Wahrnehmung verlagert sich in Richtung auf eine mehr induktive Positionierung der in der Pflege anleitenden Menschen. Es geht vor allem darum, in einer Anleitung Unterstützung in dem Umschlagpunkt der Erkenntnis in eine positive Richtung der Sicherheit zu bekommen. Die Gestaltung der Anleitungssituation verändert sich von einem eher passiven Hilfe und Unterstützung bekommen hin zu einem Hilfe und Unterstützung dann bekommen und einfordern, wenn man sie braucht. Und das ist der Fall in schockierenden, erschreckenden, Angst auslösenden Situationen, die einem viel ausmachen.

Vergleicht man die Erwartungsprofile der Auszubildenden, die sich in einer fortgeschrittenen Phase der Ausbildung befinden mit den subjektiv als positiv empfundenen Anleitungskonzepten der Pflegenden, so lassen sich Übereinstimmungen feststellen: Momente der Grenzüberschreitung in die Überforderung können aufgenommen und angemessen begleitet werden, eben weil sie sich der eigenen Erfahrungen der Pflegenden annähern: es ist beruflich Pflegenden aus ihrer eigenen Erfahrung klar, dass es bestimmte Extremsituationen in der Pflege gibt, in denen man Unterstützung und Hilfe braucht. Das empfinden sie auch so. In dem intuitiv ausgehandelten Prozess der Aufmerksamkeit und Fürsorglichkeit gibt es zwei Wege, sich dabei einander anzunähern: der Pflegende bemerkt etwas und der Auszubildende meldet seinen Hilfebedarf an: das Gespräch suchen resp. anbieten und in Ruhe darüber reden, es reflektieren sind Metaphern dafür. Hier wäre eine erste Ressource festzuhalten. Sie misst sich an der angemessenen Wahrnehmung des Begleitungsbedarfes auf der Seite der Anleitenden und in der aktiven Einforderung des Unterstützungsbedarfes auf der Seite der Auszubildenden. Dazu bedarf es einer sensiblen Wahrnehmung. Aufmerksamkeit und Reflexion im Gespräch ist die Form, in der sich diese Anleitung als eine Art Intervisionsprojekt entfaltet.

Aus der Sicht der Auszubildenden ist eindeutig, und das nicht nur in der Anfangszeit der Ausbildung, die gemeinsame Arbeit ein zentrales Mittel, um zu lernen. Zwar wird dieser Anspruch im Laufe der Ausbildung nicht mehr in den Vordergrund gestellt, bleibt aber in der Abgrenzung gegenüber anderen Strategien der Unterforderung und der falschen Anforderung bestehen. Gemeinsames Arbeiten bezeichnen auch die anleitenden Pflegenden als eine mögliche Form des Lernens. Sie steht bei ihnen nicht im Vordergrund. Es finden sich eher die Formen des abgetrennten Sprechens über etwas, was passieren soll oder bereits passiert ist, eine Art Adaption von schulischen Lernprozessen. Sie ist aber vorhanden und kann ausgebaut werden, indem ihre Wertigkeit hervorgehoben wird. An diesen Angelpunkt lassen sich auch Konzeptionen der Kompetenzgewinnung andocken, die auf Verknüpfungsprozesse von beobachten – tun – reflektieren verweisen.

Anleitung hat aus der Sicht Pflegender auch viel zu tun mit der Korrektur von etwas, das falsch läuft. Sie sehen ihre Aufgabe in der Kontrolle und Korrektur pflegerischer Handlungen. Ihre Verantwortung gründet auf ihrem Pflegeverständnis, also vor allem auch dem schützenden und fürsorglichen Umgang mit den ihnen anvertrauten Patienten. Auf einer ganz anderen Ebene treffen sie sich mit den Ansprüchen, die die Auszubildenden als gefühltes Pflegeverständnis bereits mitbringen bzw. im Laufe ihrer Ausbildung weiter entwickeln. Sie treffen sich also in ihrem beruflichen Selbstverständnis in dem Versuch, Menschen so zu pflegen, dass es moralisch vertretbar und praktisch machbar ist. Diese Zielperspektive der beruflichen Pflege teilen Auszubildende und Ausbilder auf einer jeweils differierenden Stufe der Professionalität. Gerade auch zu Beginn ihrer Ausbildung verhängen sich die Auszubildenden noch sehr an und in ihrer Parteilichkeit für den Patienten. Aus der inneren Nähe zu den Patienten, ihrem Mitgefühl also heraus beurteilen sie das Handeln der Pflegenden und weisen ihnen die Schuld der Distanz zu, die sie vermutlich selbst gerne integrieren würden. Die in der Pflege Anleitenden werden durch dieses ihnen als distanzlose Hilflosigkeit erscheinende Verhalten der Auszubildenden, das sich gerade auch zu Beginn der Ausbildung mit einer gewissen Unfähigkeit paart, Routinehandlungen angemessen durchzuführen, dazu verleitet, folgende Schuldzuweisung zu vollziehen: die Auszubildenden können nicht nur nichts, sondern sie wollen es auch gar nicht, lautet ihre Kritik. Die Schuld bleibt auf der Seite der Auszubildenden. Es wird ihnen ein bewusster Akt der Ignoranz, Dickfälligkeit oder gar

Aggressivität, des vorlauten Verhaltens etc. unterstellt. So begegnen sich bisweilen beide Parteien, die Auszubildenden und die Ausgebildeten also in einer doppelten Verschränkung von Schuld und Mitleid. Das Pflegeverständnis selbst ist allerdings eine gemeinsame Ressource, an der man ansetzen kann. Das ist eine Grundlage beruflichen Selbstverständnisses, die beide am Ausbildungsprozess beteiligten Partnerinnen und Partner in ihrer patientenbezogenen Sichtweise durchaus teilen. Hier ist ein Ansatzpunkt gegeben, um zwischen Tradition und Fortschritt auch eine gemeinsame Brücke zu den konkreten Pflegehandlungen und den dabei eingesetzten Pflegetechniken zu finden. Das Generationenproblem ist so auf seine gemeinsame Grundlage hin zu überprüfen und auch die Frage der Wirtschaftlichkeit von Pflege im Spannungsfeld humanitärer Erwägungen lässt sich in Bezug auf die Ausbildung praktisch bestimmen.

Eine für beide Seite gelingende Anleitung spielt sich vor dem Hintergrund implizit vorhandener Ressourcen in einem Feld mit drei Eckpfeilern ab: zwischen Pflegeverständnis, Wahrnehmung des Begleitungsbedarfes und gemeinsamer Arbeit findet ein achtsamer Verständigungs- und damit auch Annäherungsprozess statt, der durchaus auch Parallelen in der pflegerischen Beziehung zwischen Patient und Pflegendem hat. Nur sind in dem Falle der Anleitung die Rollen anders verteilt und begründet.

Die scheinbar so ideale Situation, gleichzeitig pflegerisch zu arbeiten und pädagogisch gegenüber Auszubildenden tätig zu sein, ist konkret ein Problem. Sieht man sich die beschriebenen Handlungsmuster in den Anleitungssituationen daraufhin noch einmal an, so ist erkennbar, dass diese Rollendiffusion zentral ist, wenn es zu Problemen kommt. Und zwar ist es nicht nur die Rolle der Anleitenden und Pflegenden, die nicht immer deckungsgleich ist, sondern auch noch die eigene Rollenerfahrung als Schülerinnen oder Schüler, die Rolle im Team und gegenüber Leitungen, die in das Handlungsmuster hineinspielt. Auf der Seite der Auszubildenden werden davon zumeist die konkreten Unstimmigkeiten oder Widersprüche im Handeln der Anleitenden wahrgenommen und je nach persönlicher Disposition abgewehrt, selbst verinnerlicht oder/und als Unrecht oder Schuld in das Feld der neurotischen Reaktionen verschoben. Die Handlungsebenen des Unbewussten schieben sich in die konkrete Handlungssituationen hinein. Wenn ein Unbehagen empfunden wird, ist das letztendlich eine Chance, diese Verhaltensmuster auch bearbeiten zu können. Rollendiffusion, die als Unbehagen wahrgenommen wird ist also eine weitere Ressource, die konzeptionell einsetzbar ist.

An der Grenze von Unterforderung und Überforderung werden Grundlagen für Sicherheit und Unsicherheit definiert – und zwar in jeder Anleitungssituation neu. Sicherheit begründet auf der Seite der Auszubildenden einen Lernprozess in der Praxis, der getragen ist von einem ausgewogenen Maß von Vertrauen, Verantwortung, Selbständigkeit und Verständnis. Dann kann man das, was man erfährt, auch so verarbeiten, dass es auf der Seite des Kompetenzgewinns verbucht werden kann. Die Anforderungsprofile, die Auszubildenden dabei implizit an die in der Pflege Anleitenden formulieren, haben einen eher pädagogischen Fokus. Es handelt sich keineswegs um Fürsorgekonzepte der engmaschigen Versorgung, sondern um Grundkonstanten der Erwachsenenbildung. Die Akzeptanz der Auszubildenden im Hinblick auf die praktischen Anforderungsprofile ist vergleichsweise hoch. Sie sind durchaus in der Lage zu differenzieren. Das hängt auch damit zusammen, dass sie über entsprechende Vorbilder am Lernstandort Schule bereits verfügen. Die Ausbildungskonzepte der Anleiter beinhalten eine ungeheure Spannbreite von individuell kombinierten Anleitungssequenzen. Die Variabilität orientiert sich an dem, was die anleitenden Pflegenden darüber denken, wie eine angemessene Anleitung aussehen soll. In dem Moment, in dem diese Variationsvielfalt von Möglichkeiten und die Bedürfnisstruktur der Auszubildenden miteinander vernetzt werden, sind sie fruchtbar im Sinne eines Lernens am Modell in der Kompetenzförderung einzusetzen. Es bedarf also vermutlich nur der Nachfrage bzw. Klärung des Ausbildungsbedarfes, um das subjektiv motivierte Gießkannenprinzip durch ein eher passgenaues Anleitungsmodell zu ersetzen. **Die Vielfalt der Anleitungssequenzen ist also eine Ressource, die in Beziehung gebracht werden muss zum Anleitungsbedarf der Auszubildenden. Es meint nicht nur, die Auszubildenden zu fragen, was sie denn brauchen, sondern vor dem Hintergrund einer Einschätzung auch zu klären, was für die anleitenden Pflegenden zumutbar ist.**

Konzeptionell ist erkennbar, dass es vor dem Hintergrund der ermittelten Ressourcen nicht einfach nur darum gehen kann, eine neue Form der geplanten Anleitung als Anforderungsprofil zu formulieren. Es kann auch nicht nur darum gehen, die Situation der Auszubildenden *netter* und *spaßvoller* zu gestalten und Anleitende mit noch mehr technischem oder pädagogischem Knowhow auszustatten. Das sind mögliche und sinnvolle Effekte. Dafür gibt es eigentlich auch schon hinreichend viele Hinweise. Sie werden bereits in den Fort- und Weiterbildungen begründet thematisiert. Zentral ist es zunächst einmal, vor dem Hintergrund diesen Wissens konkrete Interventionsansätze zu entwickeln, die für die Situation, *die nicht gut läuft* Hilfsmöglichkeiten zur Verfügung stellt, die auf dem beruhen, was bereits vorhanden ist. Das, was nicht gut läuft, zeigt zumindest, und das ist extrem wichtig, dass ein Handlungsbedarf besteht. Dieser ist selbstverständlich auf der Seite der Auszubildenden ein anderer als auf der Seite der in der Pflege Anleitenden. Er ist aber grundsätzlich in dem Wunsch nach Veränderung gleich. Besteht ein solcher Handlungsbedarf nicht, ist es allerdings sinnvoll, diesen durch die Konfrontation mit einer Analyse der Anleitungssituation erst einmal zu wecken. Das ist ein Prozess der Selbstreflexion auf der Seite der in der Pflege Anleitenden und der ist nicht unbedingt einfach. Im Rahmen der Konzeptentwicklung geht es vor allem darum, die Faktoren zu bestimmen, die auf der Seite der in der Pflege Anleitenden **situativ wirksam** diese Anleitung im Sinne eines lernförderlichen Verständigungsprozesses fördern. Die Aufgabe, die Schülerin bzw. den Schüler zu unterstützen und zu begleiten, fällt in den Aufgabenbereich der Schule. Sie stattet den Auszubildenden mit den transferierbaren Qualifikationen und Kompetenzen aus, die ihn in die Lage versetzen, selbstkritisch und damit reflexiv zu erkennen, was er in einer solchen Anleitungssituation braucht und was er bekommen kann, um berufliche Handlungskompetenz zu gewinnen.

2.4. Das Konzept der situativen Praxisanleitung

Wer macht was wann wie und mit welchem Erfolg in einer Anleitungssituation? Unter einer didaktischen Perspektive wären auf der Grundlage der Analyse gewisse Standards zu erfassen, die unter der theoretischen Perspektive des Erwerbs von beruflicher Handlungskompetenz greifen können. Sie gründen auf den bereits vorhandenen Ressourcen, die zudem nicht einseitig sind, sondern für die beiden beteiligten Lernpartner schon eine Vermittlungsfunktion haben:

- Rollendiffusion, die Unsicherheit oder/und ein Gefühl von Unabgeschlossenheit erzeugt

- Achtsamkeit, die auf gemeinsamen, also geteilten Erfahrungen im Umgang mit existentiellen Bedrohungen beruht

Die Vielfalt und damit auch Variationsmöglichkeit der Anleitungssequenzen und -methoden, die im komplexen Handlungsfeld Pflege erprobt und einsetzbar sind, verweisen bereits auf einen Theorie-Praxis-Transfer.

Das gemeinsame Arbeiten als ein zentraler Ort des Lernens im Prozess des Arbeitens, der zwar seltener erwähnt wird, aber häufig praktiziert wird, ist dann ein Ort des Lernens, wenn er nicht angereichert wird mit einem überflüssigen Reden in der Kontrolle über das, was falsch läuft.

Das gefühlte und bereits praktizierte Pflegeverständnis bietet eine stabile gemeinsame Grundlage für einen Anleitungsprozess, der trotz Alters-, Mentalitäts- und anderen Persönlichkeitsunterschieden ausbaufähig ist. Wenn es sich um ein gelebtes Pflegeverständnis handelt, transportiert sich das über die Beobachtung auch vergleichsweise schnell in die Lernstruktur der Schülerin und des Schülers. Hier ist auch das negative Beispiel lernförderlich, wenn es nicht überwiegt.

Generell ist es also das gemeinsame Arbeiten, das in der praktischen Anleitungssituation die lernförderliche Klammer darstellt. Das Reden, die Versprachlichung, die in der didaktischen Diskussion im Vordergrund steht, und dieses gemeinsame Arbeiten begleiten sollte, ist aber in seiner Qualität näher zu bestimmen. Der Prozess der Versprachlichung hätte in der pflegerischen Anleitungssituation auch eine durchaus leibliche Komponente. Die Frage der Wahrnehmung würde dann die Form der Versprachlichung mitbestimmen, die einen Lernerfolg hervorbringt. Wenn die Variable Achtsamkeit wichtig wird, dann kommt man unbemerkt dem tradierten Konzept des Lernens mit Kopf, Herz und Hand wieder näher, das auf diesen ganzheitlichen Aspekt des Lernens verweist. Wenn mit Versprachlichung das Reden über etwas gemeint ist, dann scheint es vor allem eine Variante zu sein, die in diesem Lernprozess zentral ist: Fragen stellen können und damit einen Reflexionsbedarf anmelden und Antworten bekommen auf Fragen, die man noch nicht gestellt hat und die in der Reflexion begleitet werden. Das genau ist die Komponente von Sicherheit, die einen Lernprozess begleitet. Und das hat vermutlich weniger damit zu tun, etwas erklärt zu bekommen im Sinne eines Redens über das, was man tun soll ohne eben diese Fragen des Warum auch stellen zu können. Das eine ist ein Austausch in der Situation, der auch die Person des Patienten mit einbezieht, das andere ist eher Ausdruck einer Unsicherheit, die durch redundante Wiederholungen ausgedrückt wird. **Konzeptionell wäre also eindeutig der Schwerpunkt auf die Unterstützung in der gemeinsamen Arbeit und Formen einer achtsamen, gleichsam auch leiblichen Versprachlichung zu legen.** Soweit erkennbar, muss das nicht beständig passieren, sondern in einem gewissen Maß in der Praxisanleitung vorhanden sein. Es ist überhaupt nicht notwendig, mit einem Federstrich alles das vom Tisch zu wischen, was bereits wie auch immer abläuft; es ist nur darauf zu achten, dass diese wirklich produktiven Anleitungssituationen auch stattfinden.

Geht man von diesem Kernkonzept einer gelingenden Anleitung aus, dann lassen sich alle anderen bereits vorhandenen Konzepte einfach nur daraufhin noch einmal überprüfen, ob sie dem Auszubildenden explizit schaden können. Und das ist erkennbar nur in einem Fall: dann nämlich, wenn die pädagogische Macht über die selbst empfundene Ohnmacht in eine Gewaltaktion mutiert. Dafür gibt es einige Hinweise, die sich auch in der umgekehrten Form aus der Machtlosigkeit auf der Seite der Auszubildenden neben anderen beschreiben lassen: Desinteresse, Ironie und Missachtung, die nicht mehr beschrieben, sondern nur noch von außen beobachtet werden. In allen anderen Fällen lassen sich vermutlich nur leichte Korrekturen vornehmen, die durchaus auch an dem eigenen Unbehagen der anleitenden Pflegenden ansetzen können: sie merken ja durchaus, wie wenig erfolgreich ihre Erklärungsversuche sind. Und auch wenn sie das dem Auszubildenden anlasten – offensichtlich greift da noch ein pädagogischer Impetus, der sich nutzen lässt. Bleibt man also konsequent auf der Ressourcenseite, wären damit die Interventionsmöglichkeiten auch begrenzt einzuschätzen. Und mehr ist vermutlich bei dem aktuellen Kenntnisstand auch nicht möglich.

3. Die Lern- und Arbeitsaufgaben als Instrument reflexiver Erkenntnisgewinnung

Lern- und Arbeitsaufgaben können eine Vermittlungsinstanz zwischen schulischem und praktischem Lernen, Wissensvermittlung und Können, also auch explizitem und impliziten Lernen darstellen. Sie bilden Grundmuster des Arbeitsprozesses ab und folgen einer entsprechenden beruflichen Entwicklungslogik. Das ist auch in der Ausbildung in der Gesundheits- und Krankenpflege so. Lern- und Arbeitsaufgaben sind in der Konzeption des Curriculums für den Lernstandort Praxis das zentrale Instrument, das überprüfbar machen kann, was in dem Theorie-Praxis-Transfer gelernt wird. Sie wirken damit als Pendant der schulischen Lernsituation. Beide Formen, die problemhaltige Lernsituation am Lernstandort Schule und die reflexionsfördernde Lern- und Arbeitsaufgabe tragen jeweils auf der Ebene der kleinsten curricularen Einheit dazu bei, berufliche Handlungskompetenz auszuweisen. Übergeordnete Kompetenzziele verbinden den jeweiligen Lernfortschritt für beide Lernstandorte miteinander.

3.1. Die Curriculare Struktur/Formaler Aufbau

Das Curriculum für den Lernstandort Praxis umfasst 30 Lerngegenstände. Diesen sind entsprechend 30 Lern- und Arbeitsaufgaben zugeordnet. Sie ermöglichen in ihrem formalen Aufbau einen reflexiv angelegten Prozess der Auseinandersetzung mit exemplarisch ausgewählten und entwicklungslogisch angeordneten Lerngegenständen. Um die variable Nutzung der Lern- und Arbeitsaufgaben entsprechend der Struktur des jeweiligen Ausbildungsortes zu ermöglichen, wurden die im Curriculum vorgesehenen 30 Lern- und Arbeitsaufgaben in einer Modulstruktur verankert. 9 Module schlüsseln dabei jeweils unter einem übergeordneten Kompetenzziel die Lerngegenstände auf der Reflexionsebene auf.

Die Module folgen dem dreijährigen Ausbildungsturnus. In jedem Jahr sollen – der vorläufigen Struktur folgend – jeweils 3 Module erarbeitet werden. Da bisher empirisch nicht überprüft werden konnte, wie genau sich formale

Struktur und praktische Umsetzung ergänzen, wird die Variabilität innerhalb eines Ausbildungsjahres offen gehalten, d.h. Lehrende an beiden Lernstandorten entscheiden begründet gemeinsam mit den Auszubildenden im konkreten Fall, welche der Lern- und Arbeitsaufgaben innerhalb der jeweils drei Module eines Ausbildungsjahres sich zu einem angenommenen Zeitpunkt eignet, um bearbeitet zu werden. Die Eignung entscheidet sich vor allem danach, ob der Lernstandort Praxis die entsprechenden Strukturen dafür bietet. Am Ende eines Schuljahres müssen jedoch die entsprechenden Wahl- und Pflichtaufgaben bearbeitet worden sein. Sollte aus strukturellen Gründen eine der Lern- und Arbeitsaufgaben nicht umsetzbar sein, können besondere Bedingungen zwischen Auszubildenden und Lehrenden abgesprochen werden.

Diese Vorgehensweise ist der Tatsache geschuldet, dass die Kooperation zwischen den Lernstandorten bisher lückenhaft ist und diese Defizite nicht auf dem Rücken des einzelnen Auszubildenden ausgetragen werden dürfen.

Der Weg der Umsetzung der Lern- und Arbeitsaufgaben ist methodisch vorgegeben.

- Die Auszubildenden müssen in einen ersten Reflexionsschritt mit den zuständigen Praxisanleiterinnen bzw. –anleitern gehen. So werden auch diese angeregt, über die Begründungsmuster für ihr pflegerisches Handeln vor dem Hintergrund einer solchen Reflexionsaufgabe nachzudenken. Ansatzpunkte für eine Umsetzung situativer Praxisanleitung werden vorbereitet.
- Für jede einzelne Lern- und Arbeitsaufgabe werden die Auszubildenden in einem weiteren Schritt aufgefordert, den Rückbezug zum übergeordneten Kompetenzziel des jeweiligen Moduls herzustellen. Der Lerngegenstand, der einem untergeordneten Lernziel entspricht, wird benannt. Der Reflexionsauftrag zielt auf die Beschreibung des Erkenntnisgewinns vor dem Hintergrund des jeweils übergeordneten Kompetenzziels, dem ein Lernziel für jede Lern- und Arbeitsaufgabe zugeordnet ist.

Die Lern- und Arbeitsaufgaben sind bewusst offen und strukturell einfach konstruiert. Kleinschrittige Fragestellungen, die einer von Seiten der Schule vorstrukturierten Wiedergabe expliziten Wissens entsprechen dienen nicht – so die bisherige Erfahrung – dazu, den Lernprozess der praktischen Aneignung von expliziten Wissensbeständen und ihre Integration in implizite Wissensbestände zu befördern. **Reflektierbar wird nur das, was auch im Prozess des Handelns erfahrbar auf die Ebene der Reflexion gehoben werden kann**. So lassen sich Einblicke gewinnen in integrative Lernprozesse und nicht unbedingt nur darin, ob etwas angemessen reproduziert werden kann, was in der schulischen Ausbildung als Wissensbestand vermittelt wurde. Eine Evaluation ist allerdings notwendig, um diese Vermutung empirisch begründen zu können.

3.2. Die Entwicklungslogik

Das **Ziel** der Ausbildung in der Gesundheits- und Krankenpflege ist der Erwerb beruflicher Handlungskompetenz. Der **Weg** der curricularen Umsetzung dieses Ziels definiert sich zum einen vor dem Hintergrund der gesetzlichen Grundlagen. Diese setzen einen fächerintegrativen Unterricht voraus, der handlungsorientiert ausgerichtet ist. Er definiert sich zum andern im Rahmen einer Ausbildungsstruktur, die zwei Lernstandorte, einen schulischen und einen praktischen, vorsieht. Und er definiert sich drittens vor dem Hintergrund der didaktisch begründeten Erkenntnis, dass jeder der Lernstandorte aufgrund seiner Struktur ein besonderes Lernpotential ausweist. Dieses **Lernpotential** gilt es vor dem Hintergrund lerntheoretischer Überlegungen angemessen zu nutzen. Generell wird nur durch die Lösung echter Probleme eine Labilisierung feststehender und zum großen Teil unbewusster impliziter Wissensbestände erreicht. Diese Labilisierung dient als Grundlage für die Integration neuer Wissensbestände. Das ist im Prinzip an beiden Lernstandorten gleich. Unterschiedlich ist lediglich der Handlungsrahmen und damit auch das pädagogisch ausgewiesene Instrument, um zu einer Labilisierung in der gewünschten Perspektive zu kommen. Am Lernstandort Schule findet eine solche Labilisierung vor dem Hintergrund einer Problemorientierung statt. Sie stellt handlungsorientiert transferierbare Strategien zur Problemlösung im beruflichen Handlungsfeld zur Verfügung. Reflexion ist die Vermittlungsinstanz. Am Lernstrandort Schule stellen die problemorientierten Lernsituationen exemplarisch das transferierbare Potential zwischen schulischem Wissen und praktischen Erfahrungen zur Verfügung. Am Lernstandort Praxis wird im praktischen beruflichen Handlungsvollzug eine prinzipiell pädagogisch nutzbare Erfahrung gemacht. Diese Erfahrung wird in das bereits bestehende Wissen so integriert, dass neue Handlungsmuster entstehen. Dieser Vorgang verläuft in weiten Strecken unbewusst, ist daher für einen überprüfbaren Lernprozess allenfalls an der Wirksamkeit am Ende eines solchen Veränderungsprozesses erkennbar. Das Problem, wie denn eigentlich Expertise in der Integration neuer Wissensbestände gewonnen wird, ist dabei erst ansatzweise bekannt (vgl. Kap. 1). Lernprozesse laufen in diesem Feld als emergente Prozesse ab. Man weiß also nicht genau bzw. kann auch nicht genau belegen, wie im beruflichen Handeln eine bestimmte Schwelle der Entwicklung und damit auch ein Erkenntnisgewinn individuell entsteht. Sehen kann man eigentlich nur das Ergebnis eines solchen Entwicklungsschubes. Nachvollziehbar und damit analysierbar auf der individuellen wie generellen Ebene wird dieser Gewinn an Expertise lediglich dann, wenn er über Reflexion an die Oberfläche der Denkprozesse gebracht werden kann. Die Reflexion ist ein zentraler Indikator auch für Transferprozesse von Wissen und Erfahrung bezogen auf die Richtung, die als Ziel des Lernens anvisiert wird.

Die Lern- und Arbeitsaufgaben überprüfen in der Reflexion solcher Lernprozesse an zentralen exemplarischen Handlungsfeldern die praktische Umsetzung des Wissens in einer konkreten Handlungssituation. Sie machen Erfahrungswissen auf dieser Ebene sichtbar.

Reflexion ist also die zentrale Kategorie, die die Vermittlungsschritte zwischen Wissen und Können im Prozess des schulischen und praktischen Lernens auf eine Ebene hebt, die eine Rekonstruktion der Lernschritte erlaubt.

Die didaktischen Grundlagen der Vermittlung gründen daher auf einer Förderung dieser Reflexionsfähigkeit als Schlüssel zur Erfassung von Schrittfolgen, die den Grad der erworbenen beruflichen Handlungskompetenz überprüfbar machen. Der formale Aufbau der Curricula folgt der jeweils erkennbaren inneren Logik des Lernprozesses am jeweiligen Lernstandort. In beiden Fällen setzen sie Erkenntnisse der Berufspädagogik voraus, die eine berufliche Entwicklungslogik im Rahmen eines exemplarischen Lernprinzips nach Lernschwellen identifizieren. Diese können zeitgleich an beiden Lernstandorten unterschiedlich sein, folgen aber generell der Entwicklungslogik, die Benner (Benner, 1995) und in der Folge auch Rauner (Rauner, 2006b) für einen Ausbildungsprozess in ihrer fünf- bzw. vierstufigen Systematik festgelegt haben.

Am Lernstandort Schule werden im Rahmen eines Spiralcurriculums bestimmte Problemsituationen jeweils auf einem höheren Niveau der Komplexität bearbeitet. Das Erlernen von Strategien der Problemlösung fußt auf einer Förderung der kommunikativen Kompetenz vor dem Hintergrund der Fähigkeit, erlernte Sachverhalte in einer Argumentationsstrategie angemessen zu reflektieren. Die Erkenntnis der eigenen Persönlichkeitsstruktur korrespondiert dabei mit der Schulung der Wahrnehmungsfähigkeit des Gegenübers. Pflegewissenschaftlich begründete Wissensbestände werden immer kontextuell vermittelt, d.h. sie sind prinzipiell Instrumente zur Lösung pflegerischer Handlungsprobleme. Die Frage der Routine stellt sich nicht in der Umsetzung und Anwendung pflegerischer Techniken, sondern in dem Erlernen der Reflexionsfähigkeit.

Am Lernstandort Praxis ist das Spiralcurriculum als immanenter Bestandteil des täglichen Lernens vorgegeben. Routine erwerben meint im Prinzip nichts anderes, als Handlungsabläufe auf einem bestimmten Komplexitätsniveau so umzusetzen, dass sie quasi selbstverständlich verlaufen. Nun steckt das Problem und gleichzeitig die Chance des Lernens am Lernstandort Praxis darin, dass gerade die scheinbar routinierte Durchführung eines pflegerischen Handlungsablaufes in der Realität niemals ohne die Integration möglicher komplexer Probleme gedacht werden kann. Die Auszubildenden werden in der Anwendung pflegerischer Techniken nach einem durchaus eingeübten und erprobten System angeleitet, müssen aber situativ in einer solchen spontan auftretenden Problemlage zurechtkommen. Sie können dann im Idealfall die in der Schule gelernten problemlösenden Handlungsmuster einsetzen – das setzt einen Grad der Reflexion und des Transfers voraus. Sie können aber auch versuchen, vor dem Hintergrund eigenen Erfahrungswissens und damit ihrer eigenen Entwicklungslogik das zu tun, was ihnen *gerade einfällt*. Die Intervention eines anleitenden Pflegenden können sie nur so nutzen, wie sie in der Lage sind, darin eine Hilfestellung zu sehen bzw. entscheiden können, ob es sich um eine Hilfestellung handelt oder einen mehr oder weniger ungelenken Versuch der anleitenden Pflegenden, eigene Erfahrungsmuster zu konservieren. Erkennbar wird eine besondere Form von Spiralcurriculum. Im Laufe der dreijährigen Ausbildung werden den Auszubildenden mehr Probleme im routinierten Alltag pflegerischer Handlungsprozesse bewusst, d.h. sie reflektieren deren Problemgehalt. Die Komplexität wird bearbeitbar. Strategien, die als kompliziert empfunden werden und dazu führen, Handlungssituationen eindimensional aufzulösen, werden zunehmend eingestellt. Sensibilisierung vor dem Hintergrund einer gestuften Einsicht in diese Komplexität macht dann die berufliche Entwicklungslogik im Lernprozess aus. Überprüfbar ist dieser Entwicklungsprozess dann auch in einer eher gegensteuernden Perspektive. Lerngegenstände, die klar und abgrenzbar sind, geben den Auszubildenden eine Einschätzung darüber, welche zunächst eindimensionalen Fertigkeiten und Fähigkeiten sie in ihrem Berufsfeld bereits beherrschen. In den Lern- und Arbeitsaufgaben werden sie dazu veranlasst, darüber zu reflektieren, wie der Erwerb einer pflegerischen Handlungsstrategie letztendlich zur Erreichung eines Kompetenzziels beiträgt. **Je mehr sie im Laufe ihrer dreijährigen Ausbildung die Umsetzung von Problemlösungsstrategien erproben, desto mehr Probleme werden sie in der Situation erkennen, beschreiben und damit auch reflektieren können.** So gewinnen sie einen reflektierenden Zugriff auf das, was ihnen anleitende Pflegende an eigenem impliziten Erfahrungswissen präsentieren. Über den Weg der situativ gefassten Problemkonstellationen, der Erarbeitung von Reflexionsstrategien und den Erwerb kommunikativer Kompetenz als schulische Leistung können sie sich selbst – und das ist die zentrale Kompetenz, die sie im Transfer nutzen – dieses implizite Wissen der anleitenden Pflegenden so entschlüsseln, dass sie zumindest in Teilen einschätzen können, ob und wenn ja wie es ihrem eigenen Pflegeverständnis nutzt. Da jede der Lern- und Arbeitsaufgaben mit den anleitenden Pflegenden reflektiert wird, ist dieser Weg formal vorgegeben. Da sie selbst dann noch einmal selbst herausfinden und formulieren können, was das denn mit ihrem eigenen Erkenntnisfortschritt zu tun hat, ist diese Reflexionsebene als individuelle erkennbar. Damit ist auch zumindest ein Integrationsversuch erkennbar, die individuellen Entwicklungsvorgaben und damit auch die jeweils individuellen impliziten Erfahrungsbestände für den Einzelnen selbst zu öffnen und damit einer Veränderung zugänglich zu machen. In der Differenz zum andern, in der Reflexion des Gegenübers wird Lernen möglich. Die Entwicklungslogik in den Lern- und Arbeitsaufgaben berücksichtigt so zum einen den Stand des technischen Könnens und Wissens – hier ist eine Komplexitätssteigerung zu erkennen, die an den Lerngegenständen erfassbar wird. Sie berücksichtigt zum andern aber auch, wie hoch der Grad der Reflexion und Transferfähigkeit ausgeprägt ist. Nur diese beiden Faktoren lassen sich, zumindest von der Seite des Lernstandortes Schule aus gedacht, überprüfen.

3.3. Die Verknüpfung

Das gemeinsame Ziel der Ausbildung in der Gesundheits- und Krankenpflege – die Förderung der beruflichen Handlungskompetenz – verknüpft inhaltlich und strukturell die beiden didaktisch unterschiedlich konstruierten Curricula für die Lernstandorte Schule und Praxis.

Das schulische Lernen folgt diesem ausgewiesenen Zweck, indem es reflektierbare und durch die Exemplarik der Lernsituationen auch transferierbare Lösungsstrategien für auftretende berufliche Handlungsprobleme antizipierend entwickelt. Sie tut das vor dem Hintergrund ethischer Grundlagen.

Das Lernen am Lernstandort Praxis folgt diesem ausgewiesenen Zweck, indem die handlungspraktisch erprobte Anwendung von Lösungsstrategien auf der Ebene der Reflexion deutlich erkennbar gemacht wird.

Die übergeordneten 9 Kompetenzziele der Module für das Praxiscurriculum integrieren so auch die 13 übergeordneten Kompetenzziele der schulischen Lernfelder mit ihren 45 Lernsituationen als deren kleinste curriculare Einheit.

Diese Zuordnung ist empirisch und nicht unbedingt formallogisch begründet. Es hatte sich ja bereits in der ersten Konstruktion des Praxiscurriculums gezeigt, dass eine solche formallogische Zuordnung sich genau an den Strukturen bricht, die sie eigentlich reflektieren soll. Empirisch begründete Zuordnungen sind flexibel zu handhaben. Die Systematik eines in sich geschlossenen, aber für die praktische Umsetzung kaum handhabbaren Instrumentes des reflektierenden Lernens wird also bewusst vermieden. Die prozessorientierte Entwicklung des Curriculums als Instrument des Lernens bleibt erhalten. **Es wäre fatal, die Auszubildenden nach der bereits durchgeführten Evaluation erneut in die Spirale eines persönlich ausgetragenen Spagates zu zwingen, die sie verpflichtet, genau das handlungspraktisch und individuell zu verantworten, was strukturell problematisch ist.**

<table>
<tr><th colspan="3">Die curriculare Struktur</th></tr>
<tr><th>Lernstandort Praxis</th><th>Lerntheoretische Grundlagen</th><th>Lernstandort Schule</th></tr>
<tr><td>Didaktische Grundlagen

Berufspädagogik (Berufliche Entwicklungslogik)
Handlungssituation
Lösungsorientierung
Exemplarik
Situative Anleitung
Spiralcurriculum</td><td rowspan="3">Durch die Lösung echter Probleme wird eine Labilisierung feststehender und zum großen Teil unbewusster impliziter Wissensbestände erreicht. Diese dient als Grundlage für die Integration neuer Wissensbestände. Am Lernstrandort Schule stellen die problemorientierten Lernsituationen exemplarisch das transferierbare Potential zwischen schulischem Wissen und praktischen Erfahrungen zur Verfügung. Die Lern- und Arbeitsaufgaben überprüfen in der Reflexion an zentralen exemplarischen Handlungsfeldern die praktische Umsetzung des Wissens in einer konkreten Handlungssituation.</td><td>Didaktische Grundlagen

Berufspädagogik (Berufliche Entwicklungslogik)
Kritisch-konstruktive Didaktik
Kommunikative Didaktik
Lernfeldorientierung
Problemorientierung
Exemplarik
Projektunterricht
Spiralcurriculum</td></tr>
<tr><td>Formaler Aufbau</td><td>Formaler Aufbau</td></tr>
<tr><td>9 Module
9 übergeordnete Kompetenzziele
30 Lern- und Arbeitsaufgaben</td><td>13 Lernfelder
13 übergeordnete Kompetenzziele
45 Lernsituationen</td></tr>
<tr><td colspan="3">Curriculare Grundlagen
Ziel: der Erwerb beruflicher Handlungskompetenz
Weg: vor dem Hintergrund der gesetzlichen Grundlagen werden an zwei Lernstandorten mit jeweils unterschiedlichen Lernpotentialen und Lernformen Kompetenzziele ausgewiesen. Am Lernstandort Schule bilden problemorientierte Lernsituationen die kleinste curriculare Einheit. Am Lernstandort Praxis definieren die reflexionsfördernden Lern- und Arbeitsaufgaben zentrale Lerngegenstände.
Die problemorientierten Lernsituationen und die Lern- und Arbeitsaufgaben haben im Prozess des Lernens ein nachweisbares Vermittlungs- und Reflexionspotential.</td></tr>
</table>

Abb. 1: Die curriculare Struktur

4. Anhang

4.1. Das Curriculum für den Lernstandort Schule: Übersicht

Das Curriculum für den Lernstandort Schule setzt sich vor dem Hintergrund einer Problemfeldanalyse aus 13 Lernfeldern zusammen, die jeweils über ein übergeordnetes Kompetenzziel verfügen. 45 problemhaltige Lernsituationen stellen die kleinste curriculare Einheit dar (vgl. Abb. 2)

	Titel	AJ[1]	ZRW
Lernfeld 1	**Pflege im Spannungsfeld von Institution, Organisation und Recht**	**1**	**80**
Lernsituation	1.1. Der Praxiseinsatz zwischen Organisationswillkür der einzelnen Ausbildungsorte und individuell erlebter Unzufriedenheit	1	50
	1.2. Innere Unsicherheit und verwalteter Mangel	1	30
Lernfeld 2	**Pflege im Spannungsfeld von Anspruch, Selbstverständnis und Arbeitsbelastung**	**1**	**80**
Lernsituationen	2.1. „Vernünftige" Pflege und Versorgungsengpass	1	40
	2.2. Der Pflegende zwischen Patientenbedürfnis, eigener Scham und kollegialer Integration	1	40
Lernfeld 3	**Hermeneutisches Fallverstehen zwischen Ganzheitlichkeit und Spezialisierung**	**1**	**200**
Lernsituation	3.1. Selbsteinschätzung und Fremdwahrnehmung	1	50
	3.2. Prioritäten setzen	1	40

1 AJ = Ausbildungsjahr; ZRW Zeitrichtwert

	3.3. Professionelles Wissen und individuelles Bedürfnis	1	40
	3.4. Die pflegerische Handlung zwischen individueller Akzeptanz/Verständnis und autoritativer Intervention	1	40
	3.5. Die pflegerische Handlung zwischen professioneller Verantwortung und Selbstbestimmung des Patienten	1	30
Lernfeld 4	**Der Pflegebedürftige als Patient und Kunde im Spannungsfeld von Wirtschaftlichkeit und Menschlichkeit**	**1**	**120**
Lernsituation	4.1. Selbstbestimmung des Patienten und Gefährdung	1	40
	4.2. Nachlassende Aufmerksamkeit	1	40
	4.3. Gewöhnung und Sorgfalt	1	40
Lernfeld 5	**Direkte spezielle Pflege zwischen Spezialisierung und Ganzheitlichkeit**	**2**	**240**
Lernsituation	5.1. Schlechtes Gewissen	2	40
	5.2. Ernst nehmen wollen und nicht ernst nehmen können	2	30
	5.3. Der Patient zwischen pflegerischem „Aufpäppeln" und Vernachlässigung durch andere	2	30
	5.4. Die Pflegehandlung zwischen individuell angemessener Anwendung und angemahntem standardisierten Zeitdeputat	2	40
	5.5.Hilflosigkeit und Schuldzuweisung	2	30
	5.6. Schmerztherapie zwischen Bedarfsmedikation, Standard und individueller Analyse	2	40
	5.7. Unsicherheit und Überlastung	2	30
Lernfeld 6	**Für/sorge/CARE im Spannungsfeld von pflegerisch und medizinisch vermittelten Arbeitsweisen**	**2**	**120**

Lernsituation	6.1. Die Patientenberatung zwischen ärztlicher Aufklärung und pflegerischem Auftrag/Analyse	2	40
	6.2. Implizites Wissen (Überlegen und Handeln)	2	50
	6.3. Basale Stimulation	2	30
Lernfeld 7	**Der Pflegeprozess als Problemlösungs- und Beziehungsprozess zwischen Kompetenz und Qualität**	**2**	**240**
Lernsituation	7.1. Sorge und Hilflosigkeit	2	40
	7.2. Sich schuldig fühlen und von außen Kontrolle/Entlastung erfahren	2	30
	7.3. Peinlichkeit und Qualität	2	40
	7.4. Eigenständigkeit und Selbstüberschätzung		50
	7.5. Qualität und Transparenz		40
	7.6. Die Patientin zwischen der regelgeleiteten pflegerischen Anamnese und dem Wunsch nach ärztlicher Betreuung		40
Lernfeld 8	**Die Pflegenden zwischen Distanz und Nähe**	**2**	**120**
Lernsituation	8.1.Behandlungspflege zwischen Notwendigkeit und Unmöglichkeit	2	50
	8.2. Peinlichkeit und Angst	2	40
	8.3. Anonymität und Hilfe	2	30
Lernfeld 9	**Pflege als konfliktlösender Beruf**	**3**	**120**
Lernsituation	9.1. Pflegerisches Notfallhandeln zwischen Aufregung/Schock und Ruhe/Konzentration	3	40
	9.2. Pflegerische Kommunikation zwischen Klage und Erklärung	3	30
	9.3. Teamkonflikte und Leitungsintervention	3	50

Lernfeld 10	**Pflegehandeln in Notfällen und Katastrophen zwischen Standard und Stress**	**3**	**120**
Lernsituation	10. 1. Behandlungspfad Notfall	3	50
	10.2. Pflegerische Verantwortung als Übernahme ärztlicher Maßnahmen und Aufgaben	3	30
	10.3. Neues Wissen anwenden	3	40
Lernfeld 11	**Direkte allgemeine und spezielle Pflege in Grenzsituationen**	**3**	**120**
Lernsituation	11.1.Gewaltandrohung und Überwältigung	3	50
	11.2. Sterbebegleitung zwischen innerem Vorwurf und äußerer Überforderung	3	40
	11.3. Sterbebegleitung ist kein Text, den man nachbeten muss	3	30
Lernfeld 12	**Die Evaluation des Pflegeprozesses als Optimierung des Pflegehandelns**	**3**	**160**
Lernsituation	12.1. Behandlungspfade bei unklarem Befund	3	60
	12.2. Die Pflegehandlung zwischen geplanten Pflegemaßnahmen und aktuellem Veränderungsbedarf	3	50
	12.3. Die Übergabe	3	50
Lernfeld 13	**Pflegekommunikation als Dialog**	**3**	**80**
Lernsituation	13.1. Gewalt zwischen Angst und Kontaktlosigkeit	3	40
	13.2. Das Angehörigengespräch zwischen klarer Einsicht und gefühlter Schuld als Schnittstellenmanagement	3	40

Abb. 2: Die Lernfelder und Lernsituationen für den Lernstandort Schule

4.2. Das Curriculum für den Lernstandort Praxis: Übersicht

Das Curriculum für den Lernstandort Praxis setzt sich vor dem Hintergrund einer Analyse bereits bestehender Lernaufgaben in einer Kooperation mit Pflegenden, Praxisanleitern und Dozenten aus 9 Modulen zusammen, die ebenfalls über 9 übergeordnete Kompetenzziele verfügen. Diesen Modulen sind 30 Lern- und Arbeitsaufgaben zugeordnet, die auf den erarbeiteten Lerngegenständen beruhen (vgl. Abb. 3).

Modul	LAA Nr.	Titel	Wahlaufgabe (W) Pflichtaufgabe (P)
I	I.1	Die Organisation des Arbeitsplatzes als Ausbildungsstandort	P
	I.2	Die individuelle Körperpflege als ressourcenorientierte Pflegehandlung	P
	I.3	Die Wahrnehmung des Patienten als pflegerisches Reflexionsinstrument	W
II	II.1	Die medizinische Diagnose als Grundlage pflegerischer Maßnahmen	W
	II.2	Schmerzmanagement als pflegerische Aufgabe	P
	II.3	Die Medikamente als medizinische Verordnung	P
III	III.1	Die Mundpflege als patientennahe Pflegemaßnahme	P
	III.2	Dekubitusprophylaxe im Rahmen des Pflegeprozesses	P
	III.3	Thromboseprophylaxe im Rahmen des Pflegeprozesses	W
	III.4	Kontrakturprophylaxe im Rahmen des Pflegeprozesses	W
	III.5	Pneumonieprophylaxe im Rahmen des Pflegeprozesses	W
	III.6	Unterstützung bei der Nahrungsaufnahme als ressourcenorientierte Pflegehandlung	P

	III.7	Kontinenzförderung als ressourcen-orientierte Pflegehandlung	W
IV	IV.1	Die Rolle der Angehörigen im Rahmen des Pflegeprozesses	P
	IV.2	Der Erstbesuch: Pflegerischer Bedarf und finanzielle Möglichkeiten	P
	IV.3	Ambulante und stationäre Pflege: Handlungsfelder im Vergleich	P
	IV.4	Qualitätssicherung in Einrichtungen der ambulanten pflegerischen Versorgung	P
V	V.1	Die Basale Stimulation als Instrument der pflegerischen Interaktion	P
	V.2	Biografiearbeit als pflegerische Methode	P
	V.3	Die Pflegeanamnese als Grundlage der Pflegeplanung	P
VI	VI.1	Der Aufbau einer pflegerischen Beziehung: Nähe und Distanz	P
	VI.2	Die Übergabe (Pflegevisite/Team-besprechung) als Instrument der Qualitätssicherung	W
VII	VII.1	Der Notfall als pflegerische Grenz-situation	P
	VII.2	Sterbebegleitung und/oder Palliativ-versorgung	W
	VII.3	Künstliche Ernährung zwischen medizinischer Indikation und pflegerischer Intervention	W
	VII.4	Deeskalation als pflegerische Aufgabe bei aggressivem Patientenverhalten	W
VIII	VIII.1	Der Pflegeprozess als Problemlösungs-prozess	P
	VIII.2	Die Pflegedokumentation zwischen Anspruch und Wirklichkeit	P

	VIII.3	Die Übergabe (Pflegevisite/Teambesprechung) als Instrument der Information und Interaktion im Pflegeteam	P
IX	IX.1	Gesundheitsförderung bei chronischer Erkrankung als pflegerischer Beratungsauftrag	P

Abb. 3: Die Lern- und Arbeitsaufgaben für den Lernstandort Praxis

4.3. Das Curriculum für den Lernstandort Schule und den Lernstandort Praxis: Verknüpfung

In der Zuordnung der Lernfelder für den Lernstandort Schule und der Module für den Lernstandort Praxis werden 9 übergeordnete Kompetenzziele ausgewiesen, die am Lernstandort Schule und am Lernstandort Praxis erreicht werden sollen (vgl. Abb. 4)

Modul I

Kompetenzziel: Die Organisation des Arbeitsplatzes als Ausbildungsstandort verstehen und für die eigenen Ziele nutzen. Den Patienten dabei als Gegenüber in seiner Pflegebedürftigkeit wahrnehmen und erste Pflegemaßnahmen routiniert durchführen.
Ausbildungsjahr: 1

Lernfeld Schule	Lernfeld Schule: Kompetenzziel	Lernsituation Schule	Lerngegenstand: Praxis	Lern und Arbeitsaufgabe Wahlaufgabe (W) Pflichtaufgabe (P)
1. Pflege im Spannungsfeld von Institution, Organisation und Recht	**1.** Die Schüler **lernen** Grundlagen der Systemtheorie kennen und begreifen vor diesem Hintergrund, dass berufliche Hierarchien und informelle Machtzentren in den Pflegeberufen ein zentrales Strukturelement dieser Gesellschaft sind, **erfassen** grundlegende Strukturmuster des Versorgungsbereiches, der für die	**1.** **1.1.** Der Praxiseinsatz zwischen Organisationswillkür der einzelnen Ausbildungsorte und individuell erlebter Unzufriedenheit **1.2.** Innere Unsicherheit und verwalteter Mangel	**I.** **I.1.** Die Aufbauorganisation (Organigramm) des Einsatzortes als Ausbildungsstandort auf der Ebene der Station kennenlernen und wissen, wer letztendlich für die Patienten, die Mitarbeiter und den Auszubildenden Ansprechpartner ist. **I.2.** Die Pflegehandlung „Körperpflege" mit Unterstützung durch die Praxisanleite-	**I** **I.1.** Die Organisation des Arbeitsplatzes als Ausbildungsstandort (P) **I.2.** Die individuelle Körperpflege als ressourcenorientierte Pflegehandlung (P)

Lernfeld Schule	Lernfeld Schule: Kompetenzziel	Lernsituation Schule	Lerngegenstand: Praxis	Lern und Arbeitsaufgabe Wahlaufgabe (W) Pflichtaufgabe (P)
	Planung, Auswahl und Durchführung pflegerischer Maßnahmen wichtig sind.		rin/den Praxisanleiter planen, durchführen und reflektieren. **I.3.** Das Verhalten und den körperlichen Zustand eines Patienten/Klienten beobachten und beschreiben und die Ergebnisse vor dem Hintergrund der Pflegedokumentation reflektieren.	**I.3.** Die Wahrnehmung des Patienten als pflegerisches Reflexionsinstrument (P)

Modul II

Kompetenzziel: Eine pflegerische Diagnose vor dem Hintergrund einer medizinischen Diagnose bestimmen und begreifen, dass Schmerztherapie ein zentrales Arbeitsfeld beider Disziplinen ist.
Ausbildungsjahr: 1

Lernfeld Schule	Lernfeld Schule: Kompetenzziel	Lernsituation Schule	Lerngegenstand: Praxis	Lern und Arbeitsaufgabe Wahlaufgabe (W) Pflichtaufgabe (P)
2. Pflege im Spannungsfeld von Anspruch, Selbstverständnis und Arbeitsbelastung	**2.** Die Schüler **arbeiten** zentrale Probleme, Konflikte und Widersprüche des Pflegeberufes in der Gegenwart aus der Literatur **heraus**, vergleichen die historischen und aktuellen Problemlagen in Bezug auf Gemeinsamkeiten und Unterschiede **reflektieren** eigene moralische und ethische Grundlagen vor dem Hintergrund tragender pflegerelevanter Ethikmodelle, **nutzen** Schule und Unterricht als Übungsraum für verantwortliches eigenständiges Lernen und Handeln, üben so ihre Analysefähigkeit exemplarisch an Texten, erlernen Methoden der Ergebnissicherung.	**2.1.** „Vernünftige" Pflege und Versorgungsengpass **2.2.** Der Pflegende zwischen Patientenbedürfnis, eigener Scham und kollegialer Integration	**II.** **II.1.** Vor dem Hintergrund einer medizinischen Diagnose im Bereich der Inneren Medizin oder der Chirurgie die angemessenen pflegerischen Maßnahmen der speziellen Pflege erfassen, beschreiben und durchführen. **II.2.** Die Schmerzsymptome eines Patienten erkennen und die pflegerischen Einflussfaktoren auf diese Schmerzen bewerten. **II.3.** Sich über fachbereichsspezifische Medikamente informieren und ihre Wirkung im Krankheitsfall beschreiben.	**II** **II.1.** Die medizinische Diagnose als Grundlage pflegerischer Maßnahmen. (W) **I.2.** Das Schmerzmanagement als pflegerische Aufgabe (P) **II.3.** Die Medikamente als medizinische Verordnung (W)

Modul III

Kompetenzziel: Zentrale pflegerische Standards beherrschen, eigene Gefühle in der Umsetzung reflektieren und praktische Einzellösungen vor diesem Hintergrund finden.
Ausbildungsjahr: 1

Lernfeld Schule	Lernsituation Schule	Lernfeld Schule: Kompetenzziel	Lerngegenstand: Praxis	Lern und Arbeitsaufgabe Wahlaufgabe (W) Pflichtaufgabe (P)
3. Hermeneutisches Fallverstehen zwischen Ganzheitlichkeit und Spezialisierung	3.1. Selbsteinschätzung und Fremdwahrnehmung 3.2. Prioritäten setzen 3.3. Professionelles Wissen und individuelles Bedürfnis 3.4. Die pflegerische Handlung zwischen individueller Akzeptanz/ Verständnis und autoritativer Intervention 3.5. Die pflegerische Handlung zwischen professioneller Verantwortung und Selbstbestimmung des Patienten	3. Die Schüler **verschaffen sich einen Überblick** über zentrale pflegerische Maßnahmen in der direkten allgemeinen Pflege.	III. III.1. Die spezielle Mundpflege bei einem Patienten mit Unterstützung durchführen, das Wohlbefinden und die Effektivität der Maßnahme erkennen und einen möglichen Beratungsbedarf feststellen. III.2. Ein fachbereichspezifisches Assessmentinstrument anwenden und deren Vor- und Nachteile erkennen. III.3. Das Assessmentinstrument zur Einschätzung eines Thromboserisikos anwenden und aus dem ermittelten Ergebnis individuelle Maßnahmen ableiten. III.4. Die Kontrakturgefährdung bei einem Menschen erkennen, prophylaktische	III. III.1. Die Mundpflege als patientennahe Pflegemaßnahme (P) III.2. Dekubitusprophylaxe im Rahmen des Pflegeprozesses (P) III. 3. Thromboseprophylaxe im Rahmen des Pflegeprozesses (W) III.4. Kontrakturprophylaxe im Rahmen des Pflegeprozesses. (W)

Lernfeld Schule	Lernsituation Schule	Lernfeld Schule: Kompetenzziel	Lerngegenstand: Praxis	Lern und Arbeitsaufgabe Wahlaufgabe (W) Pflichtaufgabe (P)
			Maßnahmen durchführen und reflektieren. **III.5.** Maßnahmen zur Pneumonieprophylaxe individuell anwenden, begründen und bewerten können. **III.6.** Essen und Trinken bei einem Patienten so anreichen, dass er seine Ressourcen angemessen nutzen kann. **III.7.** Die Förderung der Kontinenz der Patienten nach Krankheitsbild und Ressourcen so gestalten, dass pflegerische Aspekte sowie die Reflexion von eigenen Gefühlen (z.B. Scham und Ekel) berücksichtigt werden.	**III.5.** Pneumonieprophylaxe im Rahmen des Pflegeprozesses (P) **III. 6.** Unterstützung bei der Nahrungsaufnahme als ressourcenorientierte Pflegehandlung. ((W) **III.7.** Kontinenzförderung als ressourcenorientierte Pflegehandlung. (W)
4. Der Pflegebedürftige als Patient und Kunde im Spannungsfeld von Wirtschaftlichkeit und Menschlichkeit	**4.1.** Selbstbestimmung des Patienten und Gefährdung **4.2.** Nachlassende Aufmerksamkeit **4.3.** Gewöhnung und Sorgfalt	**4.** Die Schüler **wissen**, dass die Zufriedenheit des Pflegebedürftigen nur bedingt messbar ist.		

Modul IV

Kompetenzziel: Die Unterschiede pflegerischer Handlungsfelder erfahren, begreifen und benennen können und die Gemeinsamkeiten erfassen. Perspektiven der Gesundheitsförderung erproben und in ihrer Wirkung reflektieren
Ausbildungsjahre: 2

Lernfeld Schule	Lernfeld Schule: Kompetenzziel	Lernsituation Schule	Lerngegenstand: Praxis	Lern und Arbeitsaufgabe Wahlaufgabe (W) Pflichtaufgabe (P)
5. Direkte spezielle Pflege zwischen Spezialisierung und Ganzheitlichkeit	**5.** Die Schüler **erkennen**, dass der individuellen pflegerischen Versorgung eines Patienten strukturelle Probleme im Wege stehen, die zugleich notwendig sind, um seine Lebensqualität zu sichern.	**5.** **5.1.** Schlechtes Gewissen **5.2.** Ernst nehmen wollen und nicht ernst nehmen können. **5.3.** Der Patient zwischen pflegerischem „Aufpäppeln“ und Vernachlässigung durch andere **5.4.** Die Pflegehandlung zwischen individuell angemessener Anwendung und angemahntem standardisierten Zeitdeputat **5.5.** Hilflosigkeit und Schuldzuweisung **5.6.** Schmerztherapie zwischen Bedarfsmedikation, Standard und individueller Analyse **5.7.** Unsicherheit und Überlastung	**IV.** **IV.1.** Die Rolle der Angehörigen in der ambulanten Pflege erkennen. **IV.2.** Der Erstbesuch in der ambulanten Pflege: Die Rolle der Angehörigen, die Beratungsaspekte und die Finanzierungsmöglichkeiten. **IV.3.** Die Unterschiede pflegerischer Handlungsfelder benennen und die Gemeinsamkeiten erfassen können. **IV.4.** Sich über Maßnahmen zur Qualitätsverbesserung und –sicherung in einer ambulanten Pflegeeinrichtung informieren.	**IV.** **IV.1.** Die Rolle der Angehörigen im Rahmen des Pflegeprozesses. (W) **IV.2.** Der Erstbesuch: pflegerischer Bedarf und finanzielle Möglichkeiten (P) **IV.3.** Ambulante und stationäre Pflege: Handlungsfelder im Vergleich. (P) **IV.4.** Qualitätssicherung in Einrichtungen der ambulanten pflegerischen Versorgung (P).

Modul V

Kompetenzziel: Den Patienten als biografisch geprägtes Individuum begreifen und aus dem bisher gelernten Fundus pflegerischer Routinemaßnahmen vor dem Hintergrund medizinischen Wissens das herausgreifen, was passt, dabei erkennen, dass Reflexion ein wesentlicher Bestandteil zum Erwerb von Pflegekompetenz ist.
Ausbildungsjahre: 2

Lernfeld Schule	Lernfeld Schule: Kompetenzziel	Lernsituation Schule	Lerngegenstand: Praxis	Lern und Arbeitsaufgabe: Wahlaufgabe (W) Pflichtaufgabe (P)
6. Für/sorge/CARE im Spannungsfeld von pflegerisch und medizinisch vermittelten Arbeitsweisen	**6.** Die Schüler **kennen** zentrale Gemeinsamkeiten und Unterschiede medizinisch und pflegerisch vermittelter Inhalte und Arbeitsweisen und sind in der Lage, diese miteinander zu vergleichen. **definieren** vor dem Hintergrund pflegewissenschaftlicher Erkenntnisse Grundelemente pflegerischer Handlungsprozesse	**6.1.** Die Patientenberatung zwischen ärztlicher Aufklärung und pflegerischem Auftrag/ Analyse **6.2.** Implizites Wissen (Überlegen und Handeln) **6.3.** Basale Stimulation	**V.** **V.1.** Das Teilkonzept der Ganzkörperwaschung der Basalen Stimulation anwenden können. **V.2.** Erkennen, dass die Biografie eines Menschen prägend für seinen individuellen Umgang mit Gesundheit und Krankheit ist. **V.3.** Eine Pflegeanamnese als Grundlage für die Pflegeplanung erheben.	**V.** **V.1.** Die Basale Stimulation als Instrument der pflegerischen Interaktion. (P) **V.2.** Biografiearbeit als pflegerische Methode. (P) **V.3.** Die Pflegeanamnese als Grundlage der Pflegeplanung (P)

Modul VI

Kompetenzziel: Begreifen, dass Pflege in menschlichen Bezugs- und Beziehungsnetzen stattfindet und diese professionell nur gestaltet werden können, wenn pflegerisches Wissen vor dem Hintergrund der eignen Ressourcen genutzt wird.
Ausbildungsjahre: 2

Lernfeld Schule	Lernfeld Schule: Kompetenzziel	Lernsituation Schule	Lerngegenstand: Praxis	Lern und Arbeitsaufgabe Wahlaufgabe (W) Pflichtaufgabe (P)
7. Der Pflegeprozess als Problemlösungs- und Beziehungsprozess zwischen Kompetenz und Qualität	**7.** Die Schüler **wissen**, dass der Pflegeprozess ein Arbeits- und Dokumentationsinstrument zur Erfassung von pflegerischen Problemsituationen ist, die implizit und explizit eine Lösung ermöglichen, ohne sie selbstverständlich vorzugeben. **erkennen**, welchen Stellenwert die Kommunikation als Maßnahme im Pflegeprozess als Beziehungsprozess hat und wissen, dass genau an diesem Punkt durch den Planungsfaktor Zeit Probleme in der Umsetzung auftreten können.	**7.** **7.1.** Sorge und Hilflosigkeit **7.2.** Sich schuldig fühlen und von außen Kontrolle/ Entlastung erfahren **7.3.** Peinlichkeit und Qualität **7.4.** Eigenständigkeit und Selbstüberschätzung **7.5.** Qualität und Transparenz **7.6.** Die Patientin zwischen der regelgeleiteten pflegerischer Anamnese und dem Wunsch nach ärztlicher Betreuung	**VI.** **VI.1.** Erfassen, dass es manchmal schwierig ist, Nähe zulassen zu können und eigene Grenzen sowie die Grenzen des Patienten wahrzunehmen und zu respektieren. An einem Beispiel die Bedeutung emotionaler und/oder körperlicher Nähe für die professionelle Beziehungsgestaltung reflektieren. **VI.2.** Die Übergabe (Pflegevisite/Teambesprechung) als Instrument der Qualitätssicherung analysieren können.	**VI** **VI.1.** Der Aufbau einer pflegerischen Beziehung: Nähe und Distanz (P) **VI.2.** Die Übergabe (Pflegevisite/ Teambesprechung) als Instrument der Qualitätssicherung. (W)

Lernfeld Schule	Lernfeld Schule: Kompetenzziel	Lernsituation Schule	Lerngegenstand: Praxis	Lern und Arbeitsaufgabe Wahlaufgabe (W) Pflichtaufgabe (P)
8. Die Pflegenden zwischen Distanz und Nähe	**8.** Die Schüler **wissen**, dass der Grad der Selbstreflexion und des Fremdverstehens die eigenen Handlungsmöglichkeiten entscheidend mit beeinflusst. Sie erfassen auf dieser Grundlage, dass professionelle Distanz Nähe ermöglichen kann. **erfassen,** dass Kooperation und Eigenverantwortlichkeit zentrale Elemente eines befriedigenden Arbeitsverhältnisses sind, indem diese in der schulischen Arbeit methodisch eingeübt werden.	**8** **8.1.** Behandlungspflege zwischen Notwendigkeit und Unmöglichkeit **8.2.** Peinlichkeit und Angst **8.3.** Anonymität und Hilfe		

Modul VII

Kompetenzziel: Die eigenen Handlungspflichten in pflegerischen Grenzsituationen differenziert und fallorientiert beschreiben und die gewählten konkreten Lösungsmuster reflektieren und einschätzen können.
Ausbildungsjahre: 3

Lernfeld Schule	Lernfeld Schule: Kompetenzziel	Lernsituation Schule	Lerngegenstand: Praxis	Lern und Arbeitsaufgabe Wahlaufgabe (W) Pflichtaufgabe (P)
9. Pflege als konfliktlösender Beruf	**9.** Die Schüler **begreifen**, dass Konflikte im beruflichen Alltag ein zentrales Strukturelement gesellschaftlichen Handelns sind, die immer nur bedingt gelöst werden können. **begreifen**, wie die Entstehungsursachen von Krankheit, Unfall und Behinderung in einen angemessenen Bezug zur Pflegehandlung stehen, **erfassen**, dass der Pflegeprozess als Problemlösungs- und Beziehungsprozess pflegerische Handlungspraxis in ihren Problemen widerspiegelt und zugleich ein Instrument ist, um diese Handlungspraxis zu evaluieren und	**9.1.** Pflegerisches Notfallhandeln zwischen Aufregung/ Schock und Ruhe/ Konzentration **9.2.** Pflegerische Kommunikation zwischen Klage und Erklärung **9.3.** Teamkonflikte und Leitungsintervention	**VII:** **VII.1.** Erlebte Grenz- und Notfallsituationen aus der eigenen Perspektive beschreiben, die eigenen Gefühle analysieren, das Teamverhalten einschätzen, Probleme erfassen, die Maßnahmen auf ihre Wirksamkeit hinterfragen und ggf. Verbesserungsvorschläge machen. **VII.2.** Erlebte Situation der Sterbebegleitung und/oder Palliativversorgung aus der eigenen Perspektive beschreiben, die eigenen Gefühle analysieren, das Teamverhalten einschätzen, Probleme erfassen, die Maßnahmen auf ihre Wirksamkeit hinterfragen und ggf. Verbesserungsvorschläge machen.	**VII** **VII.1.** Der Notfall als pflegerische Grenzsituation. (P) **VII.2.** Sterbebegleitung und/oder Palliativversorgung. (W)

Lernfeld Schule	Lernfeld Schule: Kompetenzziel	Lernsituation Schule	Lerngegenstand: Praxis	Lern und Arbeitsaufgabe Wahlaufgabe (W) Pflichtaufgabe (P)
	menschlicher zu gestalten, **begreifen**, dass das System der Pflegestandards ein Orientierungsmodell ist, dass nicht die Pflegewirklichkeit im konkreten Fall abbildet, sondern individuell ergänzt werden muss, **begreifen** im schulischen Transfer, dass Evaluation ein zentrales Mittel zur Problemanalyse ist, **reflektieren**, dass Selbstfürsorge eine wichtige Grundlage beruflicher Pflege darstellt.		**VII.3** Erfassen, dass Patienten mit Ess- und Trinkproblemen, bei denen Sondenernährung und/oder Infusionen aus medizinischer Perspektive notwendig sind, so versorgt werden sollen, dass ihre Bedürfnisse angemessen berücksichtigt werden. **VII.4.** Aggressives Verhalten bei einem Patienten erkennen und mögliche deeskalierende Maßnahmen benennen können. Sie können Ihre eigenen Gefühle in dieser Situation wahr und ernst nehmen.	**VII.3.** Künstliche Ernährung zwischen medizinischer Indikation und pflegerischer Intervention. (W) **VII.4.** Deeskalation als pflegerische Aufgabe bei aggressivem Patientenverhalten. (W)
10. Pflegehandeln in Notfällen und Katastrophen zwischen Standard und Stress	**10.** Die Schüler **wissen**, dass pflegerisches Handeln in Notfällen und Katastrophen darauf zielt, lebensbedrohliche Gefährdungen zu erkennen und zu begrenzen und dabei Fehlentscheidungen auftreten können.	**10.1.** Behandlungspfad Notfall **10.2.** Pflegerische Verantwortung als Übernahme ärztlicher Maßnahmen und Aufgaben **10.3.** Neues Wissen anwenden		
11. Direkte allgemeine und spezielle Pflege in Grenzsituationen	**11.** Die Schüler **erfassen** im schulischen Transfer, dass	**11.** **11.1.** Gewaltandrohung und Überwältigung		

Lernfeld Schule	Lernfeld Schule: Kompetenzziel	Lernsituation Schule	Lerngegenstand: Praxis	Lern und Arbeitsaufgabe Wahlaufgabe (W) Pflichtaufgabe (P)
	es Grenzen des eigenen Verantwortungsbereiches gibt. **setzen** sich auf der intellektuellen Ebene mit dem Thema Tod und Sterben auseinander.	**11.2.** Sterbebegleitung zwischen innerem Vorwurf und äußerer Überforderung **11.3.** Sterbebegleitung ist kein Text, den man nachbeten muss		

Modul VIII

Kompetenzziel: Veränderungen in der Umsetzung von Pflegemaßnahmen wahrnehmen und beschreiben. Die Planung der Maßnahme fallbezogen anpassen.
Aubildungsjahre: 3

Lernfeld Schule	Lernfeld Schule: Kompetenzziel	Lernsituation Schule	Lerngegenstand: Praxis	Lern und Arbeitsaufgabe Wahlaufgabe (W) Pflichtaufgabe (P)
12. Die Evaluation des Pflegeprozesses als Optimierung des Pflegehandelns	**12** Die Schüler **wissen**, dass Evaluation ein Verfahren ist, um Fehler und Schwachstellen in einem Pflegeprozess zu erfassen und erkennen, dass jede Evaluation einen weiteren Prozess der Intervention und Evaluation nach sich zieht.	**12.1.** Behandlungspfade bei unklarem Befund **12.2.** Die Pflegehandlung zwischen geplanten Pflegemaßnahmen und aktuellem Veränderungsbedarf **12.3.** Die Übergabe	**VIII** **VIII.1.** Die pflegerische Versorgung eines Patienten über einen festgelegten Zeitraum planen, durchführen und evaluieren. **VIII.2.** Die Pflegedokumentation als Instrument des Pflegeprozesses kritisch analysieren. **VIII.3.** Eine Übergabe (Pflegevisite/ Teambesprechung) durchführen und kritisch analysieren.	**VIII.** **VIII.1.** Der Pflegeprozess als Problemlösungsprozess. (P) **VIII.2.** Die Pflegedokumentation zwischen Anspruch und Wirklichkeit. (P). **VIII.3.** Die Übergabe (Pflegevisite/ Teambesprechung) als Instrument der Information und Interaktion im Pflegeteam (P).

Modul IX

Kompetenzziel: Die Ressourcen eines Patienten erkennen, unter pflegerischem Blickwinkel beschreiben und angemessen in der Pflege berücksichtigen können.
Ausbildungsjahre: 3

Lernfeld Schule	Lernfeld Schule: Kompetenzziel	Lernsituation Schule	Lerngegenstand: Praxis	Lern und Arbeitsaufgabe Wahlaufgabe (W) Pflichtaufgabe (P)
13. Pflegekommunikation als Dialog	**13** Die Schüler **begreifen**, dass immer nur Annäherungen an eine dialogische Kommunikation möglich sind, weil die gesellschaftspolitischen Rahmenbedingungen nicht gewaltfrei sind, **wissen**, dass dialogische Kommunikationsformen ein Mittel und eine Technik unter anderen sind, um einen ethischen Anspruch von Gewaltfreiheit punktuell umsetzen zu können.	**13** **13.1.** Gewalt zwischen Angst und Kontaktlosigkeit **13.2.** Das Angehörigengespräch zwischen klarer Einsicht und gefühlter Schuld als Schnittstellenmanagement	**IX.** **IX.1.** Die Möglichkeiten der Gesundheitsförderung bei einem Patienten mit einem chronischen Krankheitsbild erfassen, eine Bewertung auf der Grundlage einer Anamnese vornehmen, Maßnahmen der Beratung einsetzen und beschreiben.	**IX.** **IX.1.** Gesundheitsförderung bei chronischer Erkrankung als pflegerischer Beratungsauftrag. (P)

Abb. 4: Übersicht der Anpassung der curricularen Bereiche Lernstandort Schule und Lernstandort Praxis

4.4. Die Lern- und Arbeitsaufgaben: Übersicht

I.1. Die Organisation des Arbeitsplatzes als Ausbildungsstandort (Pflichtaufgabe)

Kompetenzziel:
Die Organisation des Arbeitsplatzes als Ausbildungsstandort verstehen und für die eigenen Ziele nutzen. Den Patienten dabei als Gegenüber in seiner Pflegebedürftigkeit wahrnehmen und erste Pflegemaßnahmen routiniert durchführen.

Lerngegenstand/Lernziel:
Die Aufbauorganisation (Organigramm) des Einsatzortes als Ausbildungsstandort auf der Ebene der Station kennen und wissen, wer letztendlich für die Patienten, die Mitarbeiter und den Auszubildenden Ansprechpartner ist.

Lern- und Arbeitsaufgabe:
1. Klären Sie gemeinsam mit Ihrem Praxisanleiter/Ihrer Praxisanleiterin folgende Fragen und halten Sie die Ergebnisse schriftlich fest.
   a. Wer hat welche Aufgaben und Funktionen auf der Station, auf der Sie eingesetzt sind?
   b. Wie ist die Zusammenarbeit geregelt?
2. Erstellen Sie auf der Grundlage dieser Informationen ein Organigramm.

Bestandteil der Reflexion mit einer Lehrerin/einem Lehrer:
Beschreiben Sie schriftlich Ihren Erkenntnisgewinn aus dieser Lern- und Arbeitsaufgabe

I.2. Die individuelle Körperpflege als ressourcenorientierte Pflegehandlung (Pflichtaufgabe)

Kompetenzziel:
Die Organisation des Arbeitsplatzes als Ausbildungsstandort verstehen und für die eigenen Ziele nutzen. Den Patienten dabei als Gegenüber in seiner Pflegebedürftigkeit wahrnehmen und erste Pflegemaßnahmen routiniert durchführen

Lerngegenstand/Lernziel:
Die Pflegehandlung „Körperpflege" mit Unterstützung durch die Praxisanleiterin/den Praxisanleiter planen, durchführen und reflektieren.

Lern- und Arbeitsaufgabe:

1. Planen Sie gemeinsam mit Ihrer Praxisanleiterin/Ihrem Praxisanleiter die individuelle Körperpflege bei einem Patienten.
2. Formulieren Sie die Pflegeprobleme, Pflegeziele und die Pflegemaßnahmen für den gewählten Patienten und halten diese schriftlich fest.
3. Führen Sie die geplante „Körperpflege" des ausgewählten Patienten durch.
4. Reflektieren Sie die Durchführung der „Körperpflege" mit Ihrem Praxisanleiter/Ihrer Praxisanleiterin und beantworten Sie dafür folgende Fragen:
   a. Was war Ihnen nach Ihrer eigenen Einschätzung gut gelungen (z.B. Patienten ressourcenorientiert in die Pflegehandlung einbeziehen, Gefühle des Patienten beachten, eigene Gefühle beachten, Hautkontakt erleben)?
   b. Wo erkennen Sie einen Verbesserungsbedarf?

Bestandteil der Reflexion mit einer Lehrerin/einem Lehrer:
Beschreiben Sie schriftlich Ihren Erkenntnisgewinn aus dieser Lern- und Arbeitsaufgabe.

I.3. Die Wahrnehmung des Patienten als pflegerisches Reflexionsinstrument (Pflichtaufgabe)

Kompetenzziel:
Die Organisation des Arbeitsplatzes als Ausbildungsstandort verstehen und für die eigenen Ziele nutzen. Den Patienten dabei als Gegenüber in seiner Pflegebedürftigkeit wahrnehmen und erste Pflegemaßnahmen routiniert durchführen.

Lerngegenstand/Lernziel:
Das Verhalten und den körperlichen Zustand eines Patienten/Klienten beobachten und beschreiben und die Ergebnisse vor dem Hintergrund der Pflegedokumentation reflektieren.

Lern- und Arbeitsaufgabe:

1. Wählen Sie einen Patienten aus, der Ihnen bereits bekannt ist. Beobachten Sie im Verlauf einer Woche das Verhalten **und** den körperlichen Zustand des Patienten und machen Sie sich Notizen dazu.
2. Vergleichen Sie Ihre Notizen mit den Aufzeichnungen in der Pflegedokumentation. Wo liegen Gemeinsamkeiten und Unterschiede?
3. Reflektieren Sie folgende Fragen mit Ihrem Praxisanleiter/Ihrer Praxisanleiterin.
   a. Wo lag der Schwerpunkt der Beobachtung?
   b. Was war besonders berührend?
   c. Wie kann man mit dem Problem der „Wahrnehmungsfehler" angemessen umgehen.

Bestandteil der Reflexion mit einer Lehrerin/einem Lehrer:
Beschreiben Sie schriftlich Ihren Erkenntnisgewinn aus dieser Lern- und Arbeitsaufgabe.

II.1. Die medizinische Diagnose als Grundlage pflegerischer Maßnahmen (Wahlaufgabe)

Kompetenzziel:
Eine pflegerische Diagnose vor dem Hintergrund einer medizinischen Diagnose bestimmen und begreifen, dass Schmerztherapie ein zentrales Arbeitsfeld beider Disziplinen ist.

Lerngegenstand/Lernziel:
Vor dem Hintergrund einer medizinischen Diagnose im Bereich der Inneren Medizin oder der Chirurgie die angemessenen pflegerischen Maßnahmen der speziellen Pflege erfassen, beschreiben und durchführen.

Lern- und Arbeitsaufgabe:
1. Sie sind auf einer Station der Inneren Medizin oder der Chirurgie eingesetzt. Wählen Sie gemeinsam mit Ihrer Praxisanleiterin/Ihrem Praxisanleiter einen Patienten aus, der eine für diese Station typische medizinische Diagnose hat.
2. Lassen Sie sich die speziellen Pflegeschwerpunkte und Pflegemaßnahmen für diesen Patienten erläutern. Fassen Sie zu diesem Krankheitsbild die pflegerischen Schwerpunkte und speziellen Pflegemaßnahmen zusammen.
3. Führen Sie die spezielle Pflege gemeinsam mit Ihrem Praxisanleiter/Ihrer Praxisanleiterin durch und reflektieren Sie diese.

Bestandteil der Reflexion mit einer Lehrerin/einem Lehrer:
Beschreiben Sie schriftlich Ihren Erkenntnisgewinn aus dieser Lern- und Arbeitsaufgabe.

II.2. Schmerzmanagement als pflegerische Aufgabe (Pflichtaufgabe)

Kompetenzziel:
Eine pflegerische Diagnose vor dem Hintergrund einer medizinischen Diagnose bestimmen und begreifen, dass Schmerztherapie ein zentrales Arbeitsfeld beider Disziplinen ist.

Lerngegenstand/Lernziel:
Die Schmerzsymptome eines Patienten erkennen und die pflegerischen Einflussfaktoren auf diese Schmerzen bewerten.

Lern- und Arbeitsaufgabe:
1. Wählen Sie gemeinsam mit Ihrer Praxisanleiterin/Ihrem Praxisanleiter einen Patienten aus, der offensichtlich unter Schmerzen leidet. Beantworten Sie schriftlich folgende Frage: Welche Anzeichen von Schmerzen können Sie erkennen?
2. Führen Sie eine Schmerzanamnese durch. Dokumentieren Sie dabei die fünf wesentlichen Schmerzparameter bzw. -kriterien.
3. Stellen Sie fest und begründen Sie, welche pflegerischen Maßnahmen bei diesem Patienten ergriffen werden könnten, um eine Schmerzlinderung zu erreichen.
4. Formulieren Sie potentielle Pflegeprobleme, die bei einer unzureichenden Schmerzlinderung entstehen können.

Bestandteil der Reflexion mit einer Lehrerin/einem Lehrer:
Beschreiben Sie schriftlich Ihren Erkenntnisgewinn aus dieser Lern- und Arbeitsaufgabe.

II.3. Die Medikamente als medizinische Verordnung (Wahlaufgabe)

Kompetenzziel:
Eine pflegerische Diagnose vor dem Hintergrund einer medizinischen Diagnose bestimmen und begreifen, dass Schmerztherapie ein zentrales Arbeitsfeld beider Disziplinen ist.

Lerngegenstand/Lernziel:
Sich über fachbereichsspezifischen Medikamente informieren und ihre Wirkung im Krankheitsfall beschreiben.

Lern- und Arbeitsaufgabe:
1. Wählen Sie gemeinsam mit Ihrem Praxisanleiter/Praxisanleiterin mindestens zwei Patienten/Patientinnen aus.
2. Beschreiben Sie die Medikamente, die diesen Patienten jeweils verordnet wurden und deren Wirkung vor dem Hintergrund der Erkrankung des Patienten.

Bestandteil der Reflexion mit einer Lehrerin/einem Lehrer:
Beschreiben Sie schriftlich Ihren Erkenntnisgewinn aus diesem Lern- und Arbeitsaufgabe.

III.1. Die Mundpflege als patientennahe Pflegemaßnahme (Pflichtaufgabe)

Kompetenzziel:
Zentrale pflegerische Standards beherrschen, eigene Gefühle in der Umsetzung reflektieren und praktische Einzellösungen vor diesem Hintergrund finden.

Lerngegenstand/Lernziel:
Die spezielle Mundpflege bei einem Patienten mit Unterstützung durchführen, das Wohlbefinden und die Effektivität der Maßnahme erkennen und einen möglichen Beratungsbedarf feststellen.

Lern- und Arbeitsaufgabe:
1. Wählen Sie gemeinsam mit dem Praxisanleiter/der Praxisanleiterin einen Patienten aus, bei dem eine spezielle Mundpflege notwendig ist. Planen Sie für diesen Patienten die individuellen Pflegemaßnahmen.
2. Führen Sie die spezielle Mundpflege durch. Beobachten Sie bei der Mundpflege die Reaktionen des Patienten. Wie geht es Ihnen dabei. Reflektieren Sie mit Ihrem Praxisanleiter/Ihrer Praxisanleiterin die Reaktionen des Patienten und Ihre eigenen Gefühle. Halten Sie die gewonnenen Erkenntnisse schriftlich fest.

Bestandteil der Reflexion mit einer Lehrerin/einem Lehrer:
Beschreiben Sie schriftlich Ihren Erkenntnisgewinn aus dieser Lern- und Arbeitsaufgabe.

III.2. Dekubitusprophylaxe im Rahmen des Pflegeprozesses (Pflichtaufgabe)

Kompetenzziel:
Zentrale pflegerische Standards beherrschen, eigene Gefühle in der Umsetzung reflektieren und praktische Einzellösungen vor diesem Hintergrund finden.

Lerngegenstand/Lernziel:
Ein fachbereichspezifisches Assessmentinstrument anwenden und deren Vor- und Nachteile erkennen.

Lern- und Arbeitsaufgabe:
1. Nehmen Sie für einen bewegungseingeschränkten Patienten eine Risikoeinschätzung mit Hilfe der Nortonskala (siehe Anhang) *und* der Bradenskala (siehe Anhang) vor.
2. Lassen Sie Ihren Praxisanleiter/Ihre Praxisanleiterin am gleichen Patienten diese Risikoeinschätzung mit Hilfe der gleichen Skalen vornehmen.
3. Vergleichen Sie Ihre Ergebnisse mit den Ergebnissen Ihres Praxisanleiters. Reflektieren Sie die Gemeinsamkeiten und Unterschiede.
4. Planen Sie passende prophylaktische Pflegemaßnahmen für diesen Patienten.

Bestandteil der Reflexion mit einer Lehrerin/einem Lehrer:
Beschreiben Sie schriftlich Ihren Erkenntnisgewinn aus dieser Lern- und Arbeitsaufgabe.

III.3. Thromboseprophylaxe im Rahmen des Pflegeprozesses (Wahlaufgabe)

Kompetenzziel:
Zentrale pflegerische Standards beherrschen, eigene Gefühle in der Umsetzung reflektieren und praktische Einzellösungen vor diesem Hintergrund finden.

Lerngegenstand/Lernziel:
Das Assessmentinstrument zur Einschätzung eines Thromboserisikos anwenden und aus dem ermittelten Ergebnis individuelle Maßnahmen ableiten.

Lern- und Arbeitsaufgabe:
1. Nehmen Sie gemeinsam mit Ihrem Praxisanleiter/Ihrer Praxisanleiterin für einen bewegungseingeschränkten Patienten eine stationsübliche Einschätzung der Thrombosegefährdung und eine Risikoeinschätzung mit Hilfe des Einschätzungsbogens (Kopie) vor.
2. Vergleichen Sie die Ergebnisse (wie hoch ist das Risiko?) beider Einschätzungen und halten Sie diese schriftlich fest.
3. Welche Maßnahmen resultieren aus der stationsüblichen Risikoeinschätzung und welche Maßnahmen würden Sie zusätzlich auf Grund des Ergebnisses des Einschätzungsbogens durchführen? Besprechen Sie dieses mit Ihrem Praxisanleiter/Ihrer Praxisanleiterin und halten es schriftlich fest.

Bestandteil der Reflexion mit einer Lehrerin/einem Lehrer:
Beschreiben Sie schriftlich Ihren Erkenntnisgewinn aus dieser Lern- und Arbeitsaufgabe.

III.4. Kontrakturprophylaxe im Rahmen des Pflegeprozesses (Wahlaufgabe)

Kompetenzziel:
Zentrale pflegerische Standards beherrschen, eigene Gefühle in der Umsetzung reflektieren und praktische Einzellösungen vor diesem Hintergrund finden.

Lerngegenstand/Lernziel:
Die Kontrakturgefährdung bei einem Menschen erkennen, prophylaktische Maßnahmen durchführen und reflektieren.

Lern- und Arbeitsaufgabe:
1. Wählen Sie gemeinsam mit Ihrem Praxisanleiter/Ihrer Praxisanleiterin einen Patienten aus, bei dem Sie eine Kontrakturgefährdung festgestellt haben und beschreiben Sie schriftlich die Probleme des Patienten im Hinblick auf seine Kontrakturgefährdung.
2. Stellen Sie schriftlich die Pflegeziele und die durchzuführenden Maßnahmen zur Kontrakturprophylaxe bei diesem Patienten zusammen.Vergleichen Sie mit Ihrem Praxisanleiter/Ihrer Praxisanleiterin, ob die geplanten Maßnahmen zur Kontrakturprophylaxe zu den vorher beschriebenen Problemen passen.
3. Führen Sie Ihre geplanten Maßnahmen durch.

Bestandteil der Reflexion mit einer Lehrerin/einem Lehrer:
Beschreiben Sie schriftlich Ihren Erkenntnisgewinn aus dieser Lern- und Arbeitsaufgabe.

III.5. Pneumonieprophylaxe im Rahmen des Pflegeprozesses (Pflichtaufgabe)

Kompetenzziel:
Zentrale pflegerische Standards beherrschen, eigene Gefühle in der Umsetzung reflektieren und praktische Einzellösungen vor diesem Hintergrund finden.

Lerngegenstand/Lernziel:
Maßnahmen zur Pneumonieprophylaxe individuell anwenden, begründen und bewerten können.

Lern- und Arbeitsaufgabe:
1. Wählen Sie gemeinsam mit Ihrer Praxisanleiterin/Ihrem Praxisanleiter einen Patienten aus, bei dem Sie eine Pneumoniegefährdung festgestellt haben und beschreiben Sie schriftlich die Probleme des Patienten im Hinblick auf seine Pneumoniegefährdung. Nutzen Sie zusätzlich das Assessmentinstrument Atemskala nach Bienstein (siehe Anhang).
2. Stellen Sie schriftlich die Pflegeziele und die durchzuführenden Maßnahmen zur Pneumonieprophylaxe bei diesem Patienten zusammen. Vergleichen Sie mit Ihrem Praxisanleiter/Ihrer Praxisanleiterin, ob die geplanten Maßnahmen zur Pneumonieprophylaxe zu den vorher beschriebenen Problemen passen.
3. Führen Sie Ihre geplanten Maßnahmen durch.

Bestandteil der Reflexion mit einer Lehrerin/einem Lehrer:
Beschreiben Sie schriftlich Ihren Erkenntnisgewinn aus dieser Lern- und Arbeitsaufgabe.

III.6. Unterstützung bei der Nahrungsaufnahme als ressourcenorientierte Pflegehandlung (Wahlaufgabe)

Kompetenzziel:
Zentrale pflegerische Standards beherrschen, eigene Gefühle in der Umsetzung reflektieren und praktische Einzellösungen vor diesem Hintergrund finden.

Lerngegenstand:
Essen und Trinken bei einem Patienten so anreichen, dass er seine Ressourcen angemessen nutzen kann.

Lern- und Arbeitsaufgabe

1. Wählen Sie mit ihrer Praxisanleiterin/ihrem Praxisanleiter einen Patienten aus, bei dem die Nahrung gereicht werden muss.
2. Planen Sie diese Pflegemaßnahme unter Berücksichtigung der Ressourcen und Bedürfnisse des Patienten sowie der Rahmenbedingungen des Einsatzbereiches.
3. Führen Sie die von ihnen geplante Maßnahme durch.
4. Reflektieren Sie die durchgeführte Maßnahme und Ihre eigenen Gefühle bei der Durchführung mit ihrer Praxisanleiterin/ihrem Praxisanleiter

Bestandteil der Reflexion mit einer Lehrerin/einem Lehrer:
Beschreiben Sie schriftlich Ihren Erkenntnisgewinn aus dieser Lern- und Arbeitsaufgabe.

III.7. Kontinenzförderung als ressourcenorientierte Pflegehandlung (Wahlaufgabe)

Kompetenzziel:
Zentrale pflegerische Standards beherrschen, eigene Gefühle in der Umsetzung reflektieren und praktische Einzellösungen vor diesem Hintergrund finden.

Lerngegenstand/Lernziel:
Die Förderung der Kontinenz der Patienten nach Krankheitsbild und Ressourcen so gestalten, dass pflegerische Aspekte sowie die Reflexion von eigenen Gefühlen (z.B. Scham und Ekel) berücksichtigt werden.

Lern- und Arbeitsaufgabe:
1. Wählen Sie gemeinsam mit Ihrem Praxisanleiter/Ihrer Praxisanleiterin eine Patientin/einen Patienten aus, die/der Probleme mit der Inkontinenz hat. Planen und begründen Sie pflegerische Maßnahmen zur Förderung der Kontinenz. Führen Sie diese durch.
2. Reflektieren Sie die Wirksamkeit der Maßnahmen vor dem Hintergrund der individuellen Ressourcen, Probleme des Patienten und vorhandener Hilfsmittel. Reflektieren Sie Ihre eigenen Gefühle. Diskutieren Sie die Ergebnisse mit Ihrem Praxisanleiter/Ihrer Praxisanleiterin.

Bestandteil der Reflexion mit einer Lehrerin/einem Lehrer:
Beschreiben Sie schriftlich Ihren Erkenntnisgewinn aus diesem Lern- und Arbeitsaufgabe.

IV.1. Die Rolle der Angehörigen im Rahmen des Pflegeprozesses (Wahlaufgabe)

Kompetenzziel:
Die Unterschiede pflegerischer Handlungsfelder erfahren, begreifen und benennen können und die Gemeinsamkeiten erfassen. Perspektiven der Gesundheitsförderung erproben und in ihrer Wirkung reflektieren.

Lerngegenstand/Lernziel:
Die Rolle der Angehörigen in der ambulanten Pflege erkennen.

Lern- und Arbeitsaufgabe:

1. Treten Sie in Kontakt zu Angehörigen der Patienten im ambulanten Setting.
2. Beschreiben Sie deren Rolle in Bezug auf den Patienten.
3. Erheben Sie die Belastungspotentiale und Bewältigungsstrategien der Angehörigen im Umgang mit den Patienten.
4. Reflektieren Sie die Ergebnisse mit Ihrem/Ihrer Praxisanleiter/Praxisanleiterin.

Bestandteil der Reflexion mit einer Lehrerin/einem Lehrer:
Beschreiben Sie schriftlich Ihren Erkenntnisgewinn aus diesem Lern- und Arbeitsaufgabe.

IV.2. Der Erstbesuch: pflegerischer Bedarf und finanzielle Möglichkeiten (Pflichtaufgabe)

Kompetenzziel:
Die Unterschiede pflegerischer Handlungsfelder erfahren, begreifen und benennen können und die Gemeinsamkeiten erfassen. Perspektiven der Gesundheitsförderung erproben und in ihrer Wirkung reflektieren.

Lerngegenstand/Lernziel:
Der Erstbesuch in der ambulanten Pflege: Die Rolle der Angehörigen, die Beratungsaspekte und die Finanzierungsmöglichkeiten.

Lern- und Arbeitsaufgabe:
1. Nehmen Sie nach Absprache mit einem/einer Praxisanleiter/Praxisanleiterin an einem Erstgespräch in der ambulanten Pflege teil. Beobachten Sie dabei die Erhebung des Pflege- und Beratungsbedarfs (wie wird der Bedarf erhoben? Werden Assessmentinstrumente eingesetzt? ...)
2. Welche Bedeutung haben betriebswirtschaftliche Aspekte und Finanzierungsmöglichkeiten im Erstgespräch?
3. Reflektieren Sie die Ergebnisse mit Ihrem/Ihrer Praxisanleiter/Praxisanleiterin.

Bestandteil der Reflexion mit einer Lehrerin/einem Lehrer:
Beschreiben Sie schriftlich Ihren Erkenntnisgewinn aus diesem Lern- und Arbeitsaufgabe.

IV.3. Ambulante und stationäre Pflege: Handlungsfelder im Vergleich (Pflichtaufgabe)

Kompetenzziel:
Die Unterschiede pflegerischer Handlungsfelder erfahren, begreifen und benennen können und die Gemeinsamkeiten erfassen. Perspektiven der Gesundheitsförderung erproben und in ihrer Wirkung reflektieren.

Lerngegenstand/Lernziel:
Die Unterschiede pflegerischer Handlungsfelder benennen und die Gemeinsamkeiten erfassen können.

Lern- und Arbeitsaufgabe:
1. Vergleichen Sie das pflegerische Handlungsfeld der ambulanten Pflege mit einem von Ihnen ausgewählten pflegerischen Handlungsfeld in einem stationären Setting.
2. Benennen Sie vor dem Hintergrund Ihrer Erfahrungen bedeutsame Unterschiede und Gemeinsamkeiten.
3. Reflektieren Sie die Ergebnisse mit Ihrem/Ihrer Praxisanleiter/Praxisanleiterin.

Bestandteil der Reflexion mit einer Lehrerin/einem Lehrer:
Beschreiben Sie schriftlich Ihren Erkenntnisgewinn aus diesem Lern- und Arbeitsaufgabe.

IV.4. Qualitätssicherung in Einrichtungen der ambulanten pflegerischen Versorgung (Pflichtaufgabe)

Kompetenzziel:
Die Unterschiede pflegerischer Handlungsfelder erfahren, begreifen und benennen können und die Gemeinsamkeiten erfassen. Perspektiven der Gesundheitsförderung erproben und in ihrer Wirkung reflektieren.

Lerngegenstand/Lernziel:
Sich über Maßnahmen zur Qualitätsverbesserung und -sicherung in einer ambulanten Pflegeeinrichtung informieren.

Lern- und Arbeitsaufgabe:

1. Informieren Sie sich über Maßnahmen der Qualitätsverbesserung- und Qualitätssicherung in der ambulanten Pflege.
2. Informieren Sie sich zusätzlich über externe Qualitätskontrollen (MDK).
3. Reflektieren Sie die Ergebnisse mit Ihrem/Ihrer Praxisanleiter/Praxisanleiterin.

Bestandteil der Reflexion mit einer Lehrerin/einem Lehrer:
Beschreiben Sie schriftlich Ihren Erkenntnisgewinn aus diesem Lern- und Arbeitsaufgabe.

V.1. Die Basale Stimulation als Instrument der pflegerischen Interaktion (Pflichtaufgabe)

Kompetenzziel:
Den Patienten als biografisch geprägtes Individuum begreifen. Pflegerische Interventionen auf Grundlage der individuellen Patientenbiografie auswählen und dabei erkennen, dass Reflexion ein wesentlicher Bestandteil zum Erwerb von Pflegekompetenz ist.

Lerngegenstand/Lernziel:
Das Teilkonzept der Ganzkörperwaschung der Basalen Stimulation anwenden können.

Lern- und Arbeitsaufgabe:
1. Wählen Sie mit einem Praxisanleiter/Praxisanleiterin einen Patienten/Patientin aus, bei dem eine GKW nach dem Konzept der Basalen Stimulation sinnvoll erscheint und führen Sie die Pflegemaßnahme unter dem Gesichtspunkt einer therapeutisch fördernden Intervention durch.
2. Reflektieren Sie mit Ihrem/Ihrer Praxisanleiter/Praxisanleiterin was in der Pflegesituation mit dem Patienten/der Patientin und mit Ihnen passiert.

Bestandteil der Reflexion mit einer Lehrerin/einem Lehrer:
Beschreiben Sie schriftlich Ihren Erkenntnisgewinn aus diesem Lern- und Arbeitsaufgabe.

V.2. Biografiearbeit als pflegerische Methode (Pflichtaufgabe)

Kompetenzziel:
Den Patienten als biografisch geprägtes Individuum begreifen. Pflegerische Interventionen auf Grundlage der individuellen Patientenbiografie auswählen und dabei erkennen, dass Reflexion ein wesentlicher Bestandteil zum Erwerb von Pflegekompetenz ist.

Lerngegenstand/Lernziel:
Erkennen, dass die Biografie eines Menschen prägend für seinen individuellen Umgang mit Gesundheit und Krankheit ist.

Lern- und Arbeitsaufgabe:
1. Beschreiben Sie die aktuelle Lebenssituation eines von Ihnen ausgewählten Patienten/einer Patientin in Bezug auf sein Gesundheits- und Krankheitsbild vor dem Hintergrund seines sozialen Umfeldes und der körperlichen, geistigen und psychischen Verfassung.
2. Versuchen Sie individuell bedeutsame Ereignisse und Erfahrungen des Patienten in einem Anamnesegespräch zu erfragen.
3. Diskutieren Sie mit Ihrem/Ihrer Praxisanleiter/Praxisanleiterin mögliche Verbindungen zwischen dem aktuellen Umgang des Patienten mit Gesundheit und Krankheit und seiner Biografie.

Bestandteil der Reflexion mit einer Lehrerin/einem Lehrer:
Beschreiben Sie schriftlich Ihren Erkenntnisgewinn aus diesem Lern- und Arbeitsaufgabe.

V.3. Die Pflegeanamnese als Grundlage der Pflegeplanung (Pflichtaufgabe)

Kompetenzziel:
Den Patienten als biografisch geprägtes Individuum begreifen. Pflegerische Interventionen auf Grundlage der individuellen Patientenbiografie auswählen und dabei erkennen, dass Reflexion ein wesentlicher Bestandteil zum Erwerb von Pflegekompetenz ist.

Lerngegenstand/Lernziel:
Eine Pflegeanamnese als Grundlage für die Pflegeplanung erheben.

Lern- und Arbeitsaufgabe:
1. Erheben Sie mit Ihrem/Ihrer Praxisanleiter/Praxisanleiterin eine Pflegeanamnese. Verschriftlichen Sie diese getrennt voneinander.
2. Vergleichen und diskutieren Sie Gemeinsamkeiten und Unterschiede der erhobenen Informationen: Welche Informationen waren für Sie und/oder PA relevant vor allem in Bezug auf die weitere Pflegeplanung?

Bestandteil der Reflexion mit einer Lehrerin/einem Lehrer:
Beschreiben Sie schriftlich Ihren Erkenntnisgewinn aus diesem Lern- und Arbeitsaufgabe.

VI.1. Der Aufbau einer pflegerischen Beziehung: Nähe und Distanz (Pflichtaufgabe)

Kompetenzziel:
Begreifen, dass Pflege in menschlichen Bezugs- und Beziehungsnetzen statt findet und diese professionell nur gestaltet werden können, wenn pflegerisches Wissen vor dem Hintergrund der eigenen Ressourcen genutzt werden kann.

Lerngegenstand/Lernziel:
Erfassen, dass es manchmal schwierig ist, Nähe zulassen zu können und eigene Grenzen sowie die Grenzen des Patienten wahrzunehmen und zu respektieren. An einem Beispiel die Bedeutung emotionaler und/oder körperlicher Nähe für die professionelle Beziehungsgestaltung reflektieren.

Lern- und Arbeitsaufgabe:
Beschreiben Sie aus Ihrer aktuellen beruflichen Erfahrung eine Situation mit einem Patienten/einer Patientin, in der es schwierig war, Grenzen aufzuzeigen oder Nähe herzustellen. Fragen Sie ihre Praxisanleiterin/ihren Praxisanleiter nach seiner Einschätzung zu dieser Situation und reflektieren Sie gemeinsam.

Bestandteil der Reflexion mit einer Lehrerin/einem Lehrer:
Beschreiben Sie schriftlich Ihren Erkenntnisgewinn aus dieser Lern- und Arbeitsaufgabe.

VI.2. Die Übergabe (Pflegevisite/Teambesprechung) als Instrument der Qualitätssicherung (Wahlaufgabe)

Kompetenzziel:
Begreifen, dass Pflege in menschlichen Bezugs- und Beziehungsnetzen statt findet und diese professionell nur gestaltet werden können, wenn pflegerisches Wissen vor dem Hintergrund der eigenen Ressourcen genutzt werden kann.

Lerngegenstand/Lernziel:
Die Übergabe (Pflegevisite/Teambesprechung) als Instrument der Qualitätssicherung analysieren können.

Lern- und Arbeitsaufgabe:
1. Nehmen Sie an einer Übergabe teil.
2. Beschreiben Sie den Ablauf und die Inhalte der Übergabe.
3. Stellen Sie Unterschiede und Gemeinsamkeiten gegenüber dem in der Schule gelernten idealtypischen Ablauf dar.

Bestandteil der Reflexion mit einer Lehrerin/einem Lehrer:
Beschreiben Sie schriftlich Ihren Erkenntnisgewinn aus diesem Lern- und Arbeitsaufgabe.

VII.1. Der Notfall als pflegerische Grenzsituation (Pflichtaufgabe)

Kompetenzziel:
Die eigenen Handlungspflichten in pflegerischen Grenzsituationen differenziert und fallorientiert beschreiben und die gewählten konkreten Lösungsmuster reflektieren und einschätzen können.

Lerngegenstand/Lernziel:
Erlebte Grenz- und Notfallsituationen aus der eigenen Perspektive beschreiben, die eigenen Gefühle analysieren, das Teamverhalten einschätzen, Probleme erfassen, die Maßnahmen auf ihre Wirksamkeit hinterfragen und ggf. Verbesserungsvorschläge machen.

Lern- und Arbeitsaufgabe:
Beschreiben Sie eine von Ihnen in der Praxis erlebte Notfallsituation schriftlich. Stellen Sie sich dabei folgende strukturierende Fragen:

a. Wie ist diese Situation verlaufen? Was ist aus Ihrer Sicht positiv, was negativ gelaufen?
b. Wie haben Sie sich in dieser Situation gefühlt? Wie wurde diese Notfallsituation im Team reflektiert?

Reflektieren Sie diese mit Ihrer Praxisanleiterin/Ihrem Praxisanleiter.

Bestandteil der Reflexion mit einer Lehrerin/einem Lehrer:
Beschreiben Sie schriftlich Ihren Erkenntnisgewinn aus dieser Lern- und Arbeitsaufgabe.

VII.2. Sterbebegleitung und/oder Palliativversorgung (Wahlaufgabe)

Kompetenzziel:
Die eigenen Handlungspflichten in pflegerischen Grenzsituationen differenziert und fallorientiert beschreiben und die gewählten konkreten Lösungsmuster reflektieren und einschätzen können.

Lerngegenstand/Lernziel:
Erlebte Situation der Sterbebegleitung und/oder Palliativversorgung aus der eigenen Perspektive beschreiben, die eigenen Gefühle analysieren, das Teamverhalten einschätzen, Probleme erfassen, die Maßnahmen auf ihre Wirksamkeit hinterfragen und ggf. Verbesserungsvorschläge machen.

Lern- und Arbeitsaufgabe:
Beschreiben Sie eine von Ihnen in der Praxis erlebte Sterbebegleitung und/oder Palliativversorgung schriftlich. Stellen Sie sich dabei folgende strukturierende Fragen:

a. Wie ist diese Situation verlaufen? Was ist aus Ihrer Sicht positiv, was negativ gelaufen?
b. Wie haben Sie sich in dieser Situation gefühlt? Wie wurde diese Situation im Team reflektiert?

Reflektieren Sie ihre Ergebnisse mit Ihrer Praxisanleiterin/Ihrem Praxisanleiter.

Bestandteil der Reflexion mit einer Lehrerin/einem Lehrer:
Beschreiben Sie schriftlich Ihren Erkenntnisgewinn aus dieser Lern- und Arbeitsaufgabe.

VII.3. Künstliche Ernährung zwischen medizinischer Indikation und pflegerischer Intervention (Wahlaufgabe)

Kompetenzziel:
Die eigenen Handlungspflichten in pflegerischen Grenzsituationen differenziert und fallorientiert beschreiben und die gewählten konkreten Lösungsmuster reflektieren und einschätzen können.

Lerngegenstand/Lernziel:
Erfassen, dass Patienten mit Ess- und Trinkproblemen, bei denen Sondenernährung und/oder Infusionen aus medizinischer Perspektive notwendig sind, so versorgt werden sollen, dass ihre Bedürfnisse angemessen berücksichtigt werden.

Lern- und Arbeitsaufgabe:
1. Wählen Sie gemeinsam mit Ihrer Praxisanleiterin/Ihrem Praxisanleiter einen Patienten aus, bei dem eine enterale oder parenterale künstliche Ernährung durchgeführt wird/werden soll. Beschreiben Sie die Ausgangssituation, indem Sie folgende Fragen beantworten:
   a. Wie lautet die medizinische Indikation?
   b. Welche Patientenbedürfnisse liegen vor?
   c. Welche eigenen Gefühle sind erkennbar?
2. Entwickeln Sie den Pflege- und Beratungsbedarf.

Reflektieren Sie das Ergebnis Ihrer Analyse mit Ihrer Praxisanleiterin/Ihrem Praxisanleiter.

Bestandteil der Reflexion mit einer Lehrerin/einem Lehrer:
Beschreiben Sie schriftlich Ihren Erkenntnisgewinn aus dieser Lern- und Arbeitsaufgabe.

VII.4. Deeskalation als pflegerische Aufgabe bei aggressivem Patientenverhalten (Wahlaufgabe)

Kompetenzziel:
Die eigenen Handlungspflichten in pflegerischen Grenzsituationen differenziert und fallorientiert beschreiben und die gewählten konkreten Lösungsmuster reflektieren und einschätzen können.

Lerngegenstand/Lernziel:
Aggressives Verhalten bei einem Patienten erkennen und mögliche deeskalierende Maßnahmen benennen können. Sie können Ihre eigenen Gefühle in dieser Situation wahr und ernst nehmen.

Lern- und Arbeitsaufgabe:
1. Beschreiben Sie eine Situation, in der eine Patientin/ein Patient aggressiv geworden ist.
2. Überlegen Sie, was dieses Verhalten bei der Patientin bzw. bei dem Patienten ausgelöst haben kann.
3. Welche deeskalierenden und intervenierenden Maßnahmen werden in einer solchen Situation vom Team durchgeführt?
4. Welche Maßnahmen sind nach einer solchen Situation von den Teammitgliedern zu beachten?
5. Reflektieren Sie Ihre eigenen Emotionen und Ihr eigenes Verhalten mit Ihrer Praxisanleiterin/Ihrem Praxisanleiter

Bestandteil der Reflexion mit einer Lehrerin/einem Lehrer:
Beschreiben Sie schriftlich Ihren Erkenntnisgewinn aus diesem Lern- und Arbeitsaufgabe.

VIII.1. Der Pflegeprozess als Problemlösungsprozess (Pflichtaufgabe)

Kompetenzziel:
Veränderungen in der Umsetzung von Pflegemaßnamen wahrnehmen und beschreiben. Die Planung der Maßnahme fallbezogen anpassen.

Lerngegenstand/Lernziel:
Die pflegerische Versorgung eines Patienten über einen festgelegten Zeitraum planen, durchführen und evaluieren.

Lern- und Arbeitsaufgabe:
Wählen Sie gemeinsam mit Ihrer Praxisanleiterin/Ihrem Praxisanleiter einen Patienten aus, der voraussichtlich über eine längere Zeitspanne pflegerisch versorgt werden muss. Setzen Sie den Pflegeprozess als Problemlösungsprozess um, indem Sie den Pflegebedarf erheben, den Bedarf planen, die Pflege durchführen und das Ergebnis reflektieren.

Bestandteil der Reflexion mit einer Lehrerin/einem Lehrer:
Beschreiben Sie schriftlich Ihren Erkenntnisgewinn aus dieser Lern- und Arbeitsaufgabe.

VIII.2. Die Pflegedokumentation zwischen Anspruch und Wirklichkeit (Pflichtaufgabe)

Kompetenzziel:
Veränderungen in der Umsetzung von Pflegemaßnamen wahrnehmen und beschreiben. Die Planung der Maßnahme fallbezogen anpassen.

Lerngegenstand/Lernziel:
Die Pflegedokumentation als Instrument des Pflegeprozesses kritisch analysieren.

Lern- und Arbeitsaufgabe:

1. Wählen Sie gemeinsam mit Ihrer Praxisanleiterin/Ihrem Praxisanleiter die Pflegedokumentation eines Patienten aus, der über einen längeren Zeitraum pflegerisch versorgt wird. Beschreiben Sie die Art, den Umfang und Inhalt der Pflegedokumentation und beantworten Sie dazu folgende Frage:
   a. Ist die Pflegedokumentation so angelegt, dass die als Instrument des Pflegeprozesses angemessen genutzt werden kann?
   b. Wo liegen Probleme in der Vermittlung?
2. Analysieren und reflektieren Sie mit Ihrer Praxisanleiterin/Ihrem Praxisanleiter anhand eines Patienten, Art, Umfang und Inhalt der pflegerischen Dokumentation und die sich daraus ergebenden Konsequenzen im pflegerischen Problemlösungsprozess.

Bestandteil der Reflexion mit einer Lehrerin/einem Lehrer:
Beschreiben Sie schriftlich Ihren Erkenntnisgewinn aus dieser Lern- und Arbeitsaufgabe.

VIII.3. Die Übergabe (Pflegevisite/Teambesprechung) als Instrument der Information und Interaktion im Pflegeteam (Pflichtaufgabe)

Kompetenzziel:
Veränderungen in der Umsetzung von Pflegemaßnamen wahrnehmen und beschreiben. Die Planung der Maßnahme fallbezogen anpassen.

Lerngegenstand/Lernziel:
Eine Übergabe (Pflegevisite/Teambesprechung) durchführen und kritisch analysieren. Die pflegerische Versorgung eines Patienten über einen angemessenen Zeitraum planen, durchführen und evaluieren, informieren und vernetzen.

Lern- und Arbeitsaufgabe:
Führen Sie eine pflegerische Übergabe durch. Reflektieren Sie mit Ihrer Praxisanleiterin/Ihrem Praxisanleiter das Setting und die Qualität der Informationsweitergabe im Rahmen der Übergabe bzw. die Qualität der Interaktion mit dem Patienten.

Bestandteil der Reflexion mit einer Lehrerin/einem Lehrer:
Beschreiben Sie schriftlich Ihren Erkenntnisgewinn aus dieser Lern- und Arbeitsaufgabe.

IX.1. Gesundheitsförderung bei chronischer Erkrankung als pflegerischer Beratungsauftrag (Pflichtaufgabe)

Kompetenzziel:
Die Ressourcen eines Patienten erkennen, unter pflegerischem Blickwinkel beschreiben und angemessen in der Pflege berücksichtigen können.

Lerngegenstand/Lernziel:
Die Möglichkeiten der Gesundheitsförderung bei einem Patienten mit einem chronischen Krankheitsbild erfassen, eine Bewertung auf der Grundlage einer Anamnese vornehmen, Maßnahmen der Beratung einsetzen und beschreiben.

Lern- und Arbeitsaufgabe:
Erstellen Sie eine Pflegeanamnese bei einem Patienten mit einer chronischen Erkrankung. Definieren Sie den Beratungsbedarf des Patienten und ggf. seiner Bezugspersonen unter Berücksichtigung gesundheitsfördernder Aspekte. Reflektieren Sie Ihre Ausarbeitungen mit Ihrer Praxisanleiterin/Ihrem Praxisanleiter.

Bestandteil der Reflexion mit einer Lehrerin/einem Lehrer:
Beschreiben Sie schriftlich Ihren Erkenntnisgewinn aus dieser Lern- und Arbeitsaufgabe.

5. Literaturverzeichnis

Ausbildungs- und Prüfungsverordnung für die Berufe in der Krankenpflege (KrPflAPrV) (2003)

Bader, Rainer (1990): Entwicklung beruflicher Handlungskompetenz in der Berufsschule. Zum Begriff „berufliche Handlungskompetenz" und zur didaktischen Strukturierung handlungsorientierten Unterrichts. Ausarbeitung im Auftrag des Landesinstituts für Schule und Weiterbildung Nordrhein-Westfalen zur Unterstützung der Lehrplanentwicklung in den Berufsfeldern Elektrotechnik und Metalltechnik, o.O.

Bader, Reinhard (2003): Lernfelder konstruieren – Lernsituationen entwickeln. Eine Handreichung zur Erarbeitung didaktischer Jahresplanungen für die Berufsschule. In: Die berufsbildende Schule 55, S. 7 – 8., 2003

Bartholomeycik, Sabine (2001): Professionelle Kompetenz in der Pflege. Teil III. In: Pflege aktuell (7/8), S. 412 – 414, 2001

Bartholomeycik, Sabine (2002): Zum Gegenstand beruflicher Pflege. Eine Einführung. In: Deutscher Verein für Pflegewissenschaft e.V.: Das Originäre der Pflege entdecken. Pflege beschreiben, erfassen, begrenzen (Pflege & Gesellschaft. Sonderausgabe).

Bartholomeyczik, Sabine (2003): Gegenstand, Entwicklung und Fragestellungen pflegewissenschaftlicher Forschung. In: Rennen-Allhoff, Beate; Schaeffer, Doris (Hg.): Handbuch Pflegewissenschaft, Weinheim und München 2003, S. 67 – 106.

Becker, Wolfgang (2003): Integrierte Ausbildung von Krankenpflege und Altenpflege. Pflege neue denken reicht nicht aus – es muss auch anders qualifiziert werden! Konzepte eines neuen Ausbildungsgangs in Brandenburg. In: Pflege & Gesellschaft, 8. Jg., Sr. 3/2003, 97 – 100.

Becker, Wolfgang (Hg.) (2006): Ausbildung in den Pflegeberufen – Weichen stellen für die Zukunft in Theorie und Praxis, Band 2: Materialien zur Ausbildung (Schriftenreihe des Bundesinstituts für Berufsbildung), Bonn

Benner, Patricia (1995): Stufen der Pflegekompetenz. Bern, Göttingen.

Bögemann-Großheim, Ellen (2002): Die berufliche Ausbildung von Krankenpflegekräften. Kontinuitäten, Verunsicherungen, Reformansätze und Zukunftsrisiken einer Ausbildung besonderer Art. Frankfurt am Main.

Blotenberg, Dirk u.a. (2004a): Ein Curriculum für die Ausbildung in der Gesundheits- und Krankenpflege/Gesundheits- und Kinderkrankenpflege. Pflegemagazin 5 (2004) 5, S. 35-56.

Blotenberg, Dirk u.a. (2004b): Selbsteinschätzung und Fremdwahrnehmung. Erfahrungen aus der Umsetzung von Lernsituationen in den Pflegeberufen. In: berufsbildung, H. 88/89 (2004), S. 15 – 17.

Bohnsack, Ralf (2002): Gruppendiskussionsverfahren und dokumentarische Methode. In: Schaeffer, Doris, Müller-Mundt, Gabriele (Hg.): Qualitative Gesundheits- und Pflegeforschung. Bern, S. 305 – 325.

Bohnsack, Ralf (**2003)**: Rekonstruktive Sozialforschung. Einführung in qualitative Methoden. Opladen.

Bohnsack, Ralf **(2006)**: Qualitative Evaluation und Handlungspraxis: Grundlagen dokumentarischer Evaluationsforschung. In: Flick, Uwe (Hg.): Qualitative Evaluationsforschung. Konzepte – Methoden – Umsetzungen, Reinbek bei Hamburg, S. 135 – 154.

Bohnsack, Ralf; **Nentwig-Gesemann**, u.a. (2001): Die dokumentarische Methode und ihre Forschungspraxis – Grundlagen qualitativer Sozialforschung. Opladen.

Bremer, Rainer (2006): Lernen in Arbeitsprozessen - Kompetenzentwicklung. In: Rauner, Felix (Hg.): Handbuch Berufsbildungsforschung. Bielefeld, S. 283 – 295.

Bremer, Rainer (2001): Anhang C8. Gemeinsamer Zwischenbericht Modellversuch „GAB“. Dimensionen der Facharbeit als Entwicklungslinien beruflicher Kompetenz und Identität. Bremen.

Bundesinstitut für Berufsbildung (Hg.) (2002): Berufsausbildung in der Altenpflege. Lernzielorientiertes Curriculum für praktische und schulische Ausbildung auf der Grundlage des Berufsgesetzes für die Altenpflege (KrPflG). Bonn.

Bundesinstitut für Berufsbildung (Hg.) (2004): Berufsausbildung in der Gesundheits- und Krankenpflege. Lernzielorientiertes Curriculum für praktische und schulische Ausbildung auf der Grundlage des Berufsgesetzes für die Berufe in der Krankenpflege (KrPflG). Bonn.

Bundesinstitut für Berufsbildung (Hg.) (2002): Berufsausbildung in der Altenpflege. Lernzielorientiertes Curriculum für praktische und schulische Ausbildung auf der Grundlage des Berufsgesetzes für die Altenpflege (KrPflG). Bonn.

Dehnbostel, Peter (2006): Lernumgebungen gestalten, in: Rauner, Felix (Hg.): Handbuch Berufsbildungsforschung. Bielefeld, S. 378 – 390.

Friedrichs, Jürgen (**1980**): Methoden empirischer Sozialforschung, Opladen.

Darmann, Ingrid (2000): Kommunikative Kompetenz in der Pflege. Ein pflegedidaktisches Konzept auf der Basis einer qualitativen Analyse der pflegerischen Kommunikation. Stuttgart.

Darmann, Ingrid (2005a): Problemorientiertes Lernen – Transfer durch die Erweiterung von Situationsdeutungen. In: Printernet 9/2004, 461 – 467.

Darmann, Ingrid (2005b): Pflegeberufliche Schlüsselprobleme als Ausgangspunkt für die Planung von fächerintegrativen Unterrichtseinheiten und Lernsituationen. In: Printernet 06/05, 329 – 335.

Dreyfus, Hubert L., Dreyfus, Stuart E. (1972): Künstliche Intelligenz. Von den Grenzen der Denkmaschine und dem Wert der Intuition. Reinbek bei Hamburg.

Ertl-Schmuck, Roswitha (2000): Pflegedidaktik unter subjekttheoretischer Perspektive. Frankfurt am Main.

Faust, Oliver, Münch, Kirsten (2004): Pflegen können, Band 1. Curriculum für die theoretische Ausbildung in der Pflege. Stuttgart

Fichtmüller, Franziska, Walter, Anja (2007): Pflege lernen. Empirische Begriffs- und Theoriebildung zum Wirkgefüge von Lernen und Lehren beruflichen Pflegehandelns. Göttingen.

Fischer, Renate (2004): Problemorientiertes Lernen in Theorie und Praxis. Leitfaden für Gesundheitsfachberufe. Stuttgart.

Flechsenberger, Michaela u. a. (2005a): Lernsituationen in der Gesundheits- und Krankenpflege/Gesundheits- und Kinderkrankenpflegeausbildung , Folge 1. In: Printernet 02/05, S. 86 – 93

Flechsenberger, Michaela u.a. (2005b): Lernsituationen in der Gesundheits- und Krankenpflege/Gesundheits- und Kinderkrankenpflegeausbildung, Folge 2. In: Printernet, 03/05

Flick, Uwe (Hg.) (2006): Qualitative Evaluationsforschung. Konzepte – Methoden – Umsetzungen. Reinbek bei Hamburg.

Frericks, B., Harsch, F., Schäffer, H. (2006): Modellprojekt in Nürnberg. Drei Schritte zur Handlungskompetenz. Fächerintegrativer Unterricht – Lernwerkstatt – Praxis. In: Padua 1/2006, 17 – 18.

Garfinkel, Harold (1986): Ethnomethodolocial Studies of Work. London.

Gerds, Peter (2006): Gestalten und Evaluieren von berufsqualifizierenden Bildungsprozessen. In: Rauner, Felix (Hg.): Handbuch Berufsbildungsforschung. Bielefeld, S. 368 – 278.

Görres, Stefan, Bohns, Stefanie, Stöver, Martina, Kripper, Antje (2003): Modellprojekt „Integrierte Pflegeausbildung in Bremen". In: Pflege& Gesellschaft, 8. Jg., Sr. 3/2003, 91 – 96.

Grandjean, Josef, Selle, Esther (2005): Pflegen können, Band 2. Curriculum für die praktische Ausbildung in der Pflege, Stuttgart

Greb, Ulrike (2003): Identitätskritik und Lehrerbildung, ein hochschuldidaktisches Konzept für die Fachdidaktik Pflege. Frankfurt am Main.

Gudjons, Herbert (2001): Handlungsorientiert lehren und lernen. Schüleraktivierung. Selbsttätigkeit. Projektarbeit (6. Auflage). Bad Heilbrunn.

Dritte **Handreichung** für die Umsetzung des Krankenpflegegesetzes (KrPflG) und der Ausbildungs- und Prüfungsverordnung für die Berufe in der Krankenpflege (KrPfAPrV) mit dem Schwerpunkt „Landeslehrplan Baden-Württemberg: Häufig gestellte Fragen". www.lehrplan.lag-bawue.de. (Zugriff 26.5.2009)

Handreichungen für die Erarbeitung von Rahmenlehrplänen der Kultusministerkonferenz (KMK) für den berufsbezogenen Unterricht in der Berufsschule und ihre Abstimmung mit Ausbildungsverordnungen des Bundes für anerkannte Ausbildungsberufe (2000).

Havighurst, Robert J. (1972): Developmental Task and Education. New York

Hilligen, Wolfgang (1985): Zur Didaktik des politischen Unterrichts. Opladen.

Hilligen, Wolfgang (1978): Zur Didaktik des politischen Unterrichts. Wissenschaftliche Voraussetzungen – Didaktische Konzeptionen – Praxisbezug. Ein Studienbuch, Band 1. Opladen.

Holoch, Elisabeth (2002): Situiertes Lernen und Pflegekompetenz. Bern.

Hoppe, Manfred, Frede, Wolfgang (2002): Handlungsorientiert lernen. Über Aufgabenstellungen zur beruflichen Handlungskompetenz. Konstanz.

Huisinga, Richard, Lisop, Ingrid, Speier, Hans-Dieter(Hg.) (1999): Lernfeldorientierung. Konstruktion und Unterrichtspraxis. Frankfurt am Main.

Institut Technik und Bildung (ITB) (Hg.) (2002): Sachstandsbericht/2002, BLK-Programm: Neue Lernkonzepte in der dualen Berufsausbildung (www.itb.uni-bremen.de/projekte, (Zugriff 26.5.2009).

Jank, Werner/Meyer, Hilbert (1994): Didaktische Modelle. Berlin.

Kaderschule für die Krankenpflege Aarau (1992): Fachdidaktikmodell Pflege.

Kerngruppe Curriculum (Hg.) (2003): Integrative Pflegeausbildung: Das Stuttgarter Modell. Auszüge aus dem pflegeberuflichen und pädagogischen Begründungsrahmen. Stuttgart

Klieme, Eckhard, Leutner, Delev (2006): Kompetenzmodelle zur Erfassung individueller Lernergebnisse und zur Bilanzierung von Bildungsprozessen. Überarbeitete Fassung des Antrags an die DFG auf Einrichtung eines Schwerpunktprogramms (http://www.kompetenzdiagnostik.de/images/Dokumente/antrag_spp_kompetenzdiagnostik_ueberarbeitet.pdf) (Zugriff 26.5.2009).

Kooperationsverbund niedersächsischer Krankenpflegeschulen (Hg.) (2004): Das Curriculum für die praktische Ausbildung in der Gesundheits- und Krankenpflege/Gesundheits- und Kinderkrankenpflege. In: Pflegemagazin 5. Jg. 2004, H. 6, S. 38 – 49.

Kooperationsverbund niedersächsischer Krankenpflegeschulen (Hg.) (2004): Das Curriculum für die praktische Ausbildung in der Gesundheits- und Krankenpflege/Gesundheits- und Kinderkrankenpflege. In: Pflegemagazin 5. Jg. 2004, H. 6, S. 38 – 49.

Kooperationsverbund niedersächsischer Krankenpflegeschulen (Hg.) (2005): Die schriftliche Prüfung im Lernfeldkonzept. Problemlösungsfähigkeit sichtbar machen. In: Pflegezeitschrift 9/2005, S. 559 – 563.

Kooperationsverbund niedersächsischer Krankenpflegeschulen (2005a): Problemlösungsfähigkeit sichtbar machen. In: Pflegezeitschrift 9/2005, 559 – 563.

Kooperationsverbund niedersächsischer Krankenpflegeschulen (Hg.) (2005b): Die schriftliche Prüfung im Lernfeldkonzept. Problemlösungsfähigkeit sichtbar machen. In: Pflegezeitschrift 9/2005, S. 559 – 563.

Kooperationsverbund niedersächsischer Krankenpflegeschulen (Hg.) (2006): Das schulische und praktische Curriculum des Kooperationsverbundes niedersächsischer Krankenpflegeschulen für die Berufsausbildung in der Gesundheits- und Krankenpflege. Denken lernen in problemorientierten Lernsituationen – handeln lernen an Lerngegenständen. Frankfurt am Main.

KMK – Sekretariat der ständigen Konferenz der Kultusminister der Länder in der Bundesrepublik Deutschland (1999): Handreichungen für die Erarbeitung von Rahmenlehrplänen der Kultusministerkonferenz für den berufsbezogenen Unterricht in der Berufsschule und ihre Abstimmung mit Ausbildungsordnungen des Bundes für anerkannte Ausbildungsberufe. Bonn.

Krohwinkel, Monika (1993): Der Pflegeprozeß am Beispiel von Apoplexiekranken. Eine Studie zur Erfassung und Entwicklung ganzheitlich-rehabilitativer Prozeßpflege. Baden-Baden.

Kühnert, Sabine (2005): Pflegewissenschaft in Deutschland.Versuch einer Standortbestimmung und Ausblick auf zukünftige Entwicklungserfordernisse. In: Pflegemagazin 6. Jg. 2005, Heft 1, S. 46 – 53.

Lamnek, Siegfried (2005): Gruppendiskussion. Theorie und Praxis, (2. Aufl.). Weinheim und Basel.

Lipsmeier, Antonius, Pätzold, Günter (Hg.) (2000): Lernfeldorientierung in Theorie und Praxis (Zeitschrift für Berufs- und Wirtschaftspädagogik, Beihefte, Heft 15). Stuttgart.

Müller, Klaus, Koeppe, Arnim (2003): Modellversuch zur Entwicklung und Erprobung eines Praxis-Curriculums für die integrierte Berufsausbildung von Krankenpflege, Kinderkrankenpflege und Altenpflege. In: Pflege & Gesellschaft, 8. Jg., Sr. 3/2003, 101 – 104.

Muster-Wäbs, Hannelore, Schneider, Kordula (1999):Vom Lernfeld zur Lernsituation. Strukturierungshilfe zur Analyse, Planung und Evaluation von Unterricht. Bad Homburg.

Neuweg, Georg Hans (2006): Implizites Wissen und Forschungsgegenstand. In: Rauner, Felix (Hg.): Handbuch Berufsbildungsforschung. Bielefeld, S. 581 – 588.

Niedersächsisches Kultusministerium (Hg.) (2002): Rahmenrichtlinien für das Fach berufsbezogener Unterricht in der Fachschule Heilerziehungspflege (Anhörungsentwurf). Hannover.

Olbrich, C. (2001): Kompetenz und Kompetenzentwicklung in der Pflege – eine Theorie auf der Grundlage einer empirischen Studie. In: Kriesel, P., Krüber, H.; Piechotta, G., Remmers, H.; Taubert J. (Hg.): Pflege lehren – Pflege managen. Eine Bilanz innovativer Ansätze. Frankfurt am Main, S. 271 – 288.

Oelke, Uta; Menke, Marion (2002): Gemeinsame Pflegeausbildung. Modellversuch und Curriculum für die theoretische Ausbildung in der Alten-, Kranken- und Kinderkrankenpflege. Bern.

Orem, Dorothea E. (1997): Strukturkonzepte der Pflegepraxis. Berlin.

Pätzold, Günter (1999): Berufliche Handlungskompetenz. In: Kaiser, Franz-

Josef, Ders. (Hg.): Wörterbuch Berufs- und Wirtschaftspädagogik. Bad Heilbrunn, Hamburg, S. 57/58.

Pätzold, Günter (2004): Lernortkooperation im Lernfeldkonzept: In: Printernet 1/04, Pflegepädagogik, S. 5 - 13

Panke-Kochinke, Birgit (1999): Pflege im Spannungsfeld gesellschaftlicher Widersprüche – Folgerungen für die Ausbildung. In: Pflegepädagogik, 3/99, S. 4-10.

Panke-Kochinke, Birgit (2000): Fachdidaktik Berufskunde der Pflege (2000). Bern.

Panke-Kochinke, Birgit (2002): Lernfelder gestalten – ein neues didaktisches Konzept. In: Pflegemagazin, 5. Jg. 2002, H. 5, S. 35 – 44.

Panke-Kochinke, Birgit (2003a): Pflege neu lernen. In: Pflegemagazin, 4/2003, S. 14-31.

Panke-Kochinke, Birgit (2003b): Sichtbar zufrieden – Probleme, Ziele, Anforderungen im Berufsfeld Krankenpflege (1949-2003). In: Pflege und Gesellschaft, 4/03, S. 146-155.

Panke-Kochinke, Birgit (2003c): Kommunikation als Dialog. Ein zentraler Inhalt berufsfeldbezogener Didaktik in der Medizin- und Pflegepädagogik. In: berufsbildung, Heft 81/2003, S. 12 – 14.

Panke-Kochinke, Birgit (2004): Die rekonstruktive hermeneutische Textanalyse. In: Pflege und Gesellschaft, 2/04, S. 59-63.

Panke-Kochinke, Birgit (2005a): Die Lernsituation – Konstruktion und Erfahrung (2005b). In: Printernet, 03/05, S. 139 – 151

Panke-Kochinke (2007): Zwischenbericht 1: Die qualitative Evaluation des schulischen und praktischen Curriculums für die Berufsausbildung in der Gesundheits- und Krankenpflege. Osnabrück (unveröffentlichtes Manuskript)

Panke-Kochinke, Birgit (2008a): Zwischenbericht 2: Die qualitative Evaluation des schulischen und praktischen Curriculums für die Berufsausbildung in der Gesundheits- und Krankenpflege. Osnabrück (unveröffentlichtes Manuskript)

Panke-Kochinke, Birgit (2008b): Der Erwerb beruflicher Handlungskompetenz. Erste Ergebnisse der Evaluation des Curriculums des Kooperationsverbundes niedersächsischer Krankenpflegeschulen. In: Printernet 9/2008, S. 571 – 484.

Panke-Kochinke, Birgit (2009): Eine Sprache finden. Konzepte und Interventionsmöglichkeiten für eine situative Praxisanleitung in pflegerischen Berufsfeldern. Osnabrück (unveröffentlichtes Manuskript)

Plaumann, Ute (2000): Umrisse einer Fachdidaktik Pflege. Didaktische, erwachsenbildnerische, berufspädagogische und pflegewissenschaftliche Aspekte. Frankfurt am Main.

Polanyi, Michael (1966): The Tacit Dimension. London.

Rauner, Felix, Kleiner, Michael, Meyer, Kerstin (2001): Berufsbildungsplan für den Industriemechaniker (ITB-Arbeitspapiere 32). Bremen.

Rauner, Felix (2004): Praktisches Wissen und berufliche Handlungskompetenz, ITB-Forschungsberichte 14/2004. Bremen, http://www.itb.unibremen.de/downloads/Publikationen/Forschungsberichte/fb_14_04.pdf.

Rauner, Felix (o.J.): Erste Ideen für einen Aufsatz „Situiertes Lernen und berufliche Handlungspraxis", S. 1 – 27, http://www.itb.uni-bremen.de/downloads/Forschung/Kolloquien/coll_10_03_rauner.pdf (Zugriff: 26.5.2009).

Rauner, Felix (2006a): Kompetenzentwicklung in der beruflichen Bildung, Vortrag zur Veranstaltung des norddeutschen Zentrums zur Weiterentwicklung der Pflege (NDZ) am 21.2.2006 in Hamburg. http://www.ndz-pflege.de, (Zugriff 26.5.2009).

Rauner, Felix (Hg.) (2006b): Handbuch Berufsbildungsforschung. Bielfeld.

Remmers, Hartmut (2000): Pflegerisches Handeln - Wissenschafts- und Ethikdiskurse zur Konturierung der Pflegewissenschaft. Bern/Göttingen/Toronto/Seattle.

Remmers, Hartmut (2004): Attitudes – notwendiger oder hinreichender Bestandteil pflegerischer Professionen? In: Fabel, Melanie & Tiefel, Sandra (Hrsg.): Biographische Risiken und neue professionelle Herausforderungen. Schriftenreihe „Biographie und Profession" Bd. 1., Verlag für Sozialwissenschaften. Wiesbaden, S. 185-192.

Rheinisch, Holger, Beck, Klaus, Eckert, Manfred, Tramm, Tade (Hg.)(2003): Didaktik beruflichen Lehrens und Lernens. Reflexionen, Diskurse und Entwicklungen. Opladen.

Röben, Peter (2006): Kompetenz- und Expertiseforschung. In: Rauner, Felix: Handbuch Berufsfbildungsforschung. Bielefeld, S. 247 – 254).

Schelten, Andreas (2004): Einführung in die Berufspädagogik. Stuttgart.

Spürk, Dorothee, (2005): Lernsituationen in der Gesundheits- und Krankenpflege/Gesundheits- und Kinderkrankenpflegeausbildung (Folge 1). Kooperationsverbund niedersächsischer Krankenpflegeschulen (verantwortlich für die beschriebene Lernsituation: Krankenpflegeschule Wunstorf am Niedersächsischen Landeskrankenhaus Wunstorf), Printernet 02/05, S. 22 – 29.

Schwarz-Govaers, Renate (2002): Problemorientiertes Lernen in der Pflegeausbildung. In: PrinterNet 04/02, 30 – 45.

Schwarz-Govaers, Renate (2005): Subjektive Theorien als Basis von Wissen und Handeln. Ansätze zu einem handlungstheoretisch fundierten Pflegedidaktikmodell. Bern.

Sieger, Margot, Schönlau, Kerstin (2003): Pflege in Verantwortung – ein bildungstheoretisch orientiertes Curriculum für eine integrierte Pflegeausbildung. In: Pflege & Gesellschaft, 8. Jg., Sr. 3/2003, 112 – 116.

Stumpf-Parektny, Tanja, Precan, Helga, Vogel, Sabine (2006): Modellprojekt in Hannover. Theorie trifft Praxis. Curriculum-Projekt integriert Wissenschaft und Praxis. In: Padua, 1/2006, 19 – 20.

Wittneben, Karin (2003): Pflegekonzepte in der Weiterbildung für Pflegelehrerinnen und Pflegelehrer. Leitlinien einer kritisch-konstruktiven Pflegelernfelddidaktik. Frankfurt am Main (5. Auflage).

Zeuner, Margot (2003): Integrative Ausbildung für Pflegefachberufe mit gleichzeitiger Vorbereitung auf die Fachhochschulreife. In: Pflege & Gesellschaft, 8. Jg., Sr. 3/2003, 118 – 122.

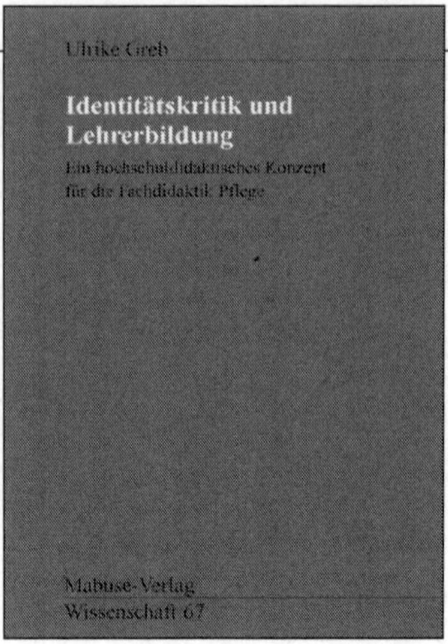
Ulrike Greb
Identitätskritik und Lehrerbildung
Ein hochschuldidaktisches Konzept für die Fachdidaktik Pflege
Mabuse-Verlag
Wissenschaft 67